健康素养系列丛书

中医养生常识

丛书主编　邹志江

丛书副主编　刘亦文　万德芝　王少臣

丛书编委　（按姓氏笔画顺序）

万　娟　万德芝　王少臣　卢小凡　付　恺

许乐为　刘亦文　邹志江　陈国安　吴寒冰

杨　冰　欧阳宗保　欧阳茜　张　莉　龚小平

黄迅前　曾庆勇　熊　丽　戴岳华　瞿　园

本书主编　万　娟

本书副主编　喻　磊

江西科学技术出版社

图书在版编目(CIP)数据

中医养生常识/万娟主编.
——南昌:江西科学技术出版社,2016.7
ISBN 978-7-5390-5710-1

Ⅰ.①中…　Ⅱ.①万…　Ⅲ.①养生(中医)-基本知识　Ⅳ.①R212

中国版本图书馆 CIP 数据核字(2016)第 131214 号
国际互联网(Internet)地址:http://www.jxkjcbs.com
选题序号:ZK2015280
图书代码:D16024-102

中医养生常识

主编/万娟

责任编辑/范春龙　滕柏文
出版发行/江西科学技术出版社
社址/南昌市蓼洲街 2 号附 1 号
邮编/330009　电话/(0791)86623491　86639342(传真)
经销/各地新华书店
印刷/江西千叶彩印有限公司
版次/2016 年 7 月第 1 版
2017 年 2 月第 2 次印刷
开本/787mm×1092mm　1/16　9.25 印张
字数/100 千字
书号/ISBN 978-7-5390-5710-1
定价/28.00 元
赣版权登字-03-2016-229

前　言

健康是促进人的全面发展的必然要求，是国家富强和人民幸福的重要标志。习近平总书记指出，没有全民健康，就没有全面小康。党的十八届五中全会从协调推进“四个全面”战略布局出发，提出“推进健康中国建设”的宏伟目标，江西省人大十二届五次会议通过的“政府工作报告”中提出的“推进健康江西建设”，充分体现了党和政府以人为本、执政为民的理念，凸显了党和政府对维护国民健康的高度重视与坚定决心。

随着国家经济的发展，人民生活水平的提高，如何提高国民的健康素养，有效增进国民的健康水平，是迫在眉睫的重大问题，而这个问题的改善需要社会各界有识之士共同努力。

在增进健康的努力中，人们往往过分依赖于医生、药物和医疗设施，却很少重视自身在增进健康中的主导作用，常常自叹工作忙而忽视自我保健，以致产生许多本来可以预防和避免的疾病；部分本来可以根治的疾病，也因此失去了治疗良机，导致健康水平的降低。在日常生活中，有些人被疾病折磨了几十年，仍对自己所患的疾病一无所知，或者知之甚少，把疾病康复的希望全部寄托在医生身上。实际上，医生并不是疾病预防和康复的主体，真正的主体是自己。就拿冠心病来讲：高胆固醇饮食、吸烟、肥胖、高血压和紧张情绪等均是引起和加剧冠心病的危险因素，而这些心理和行为因素都属于可以通过行为方式的改变而消除的危险因素。至于疾病的康复手段和方法，除了药物外，诸如运动、饮食等养生保健方法，更是医生所替代不了的。

依靠自己的主观努力，积极采取一切可以促进健康的自我保健方法，积极配合医生，同不健康、虚弱、疾病、衰老作斗争已越来越被人们所重视。另外，随着国家医疗体制改革进一步深化，医疗保险制度的普及和完善，人们迫切需要一套能比较系统、全面指导预防、医疗、保健、康复的医学科普书籍。为此，我们组织医学专家撰写了这套《健康素养系列丛书》，力求以通俗易懂的文字，把人们日常生活中最常见而又容易忽视的健康知识奉献给关心和爱护健康的人们。

《健康素养系列丛书》为人们防治常见病、慢性病提供了行之有效的自我保健方法，对提高生活质量作了精辟论述，是一套有别于医学专业书籍的新颖的科普知识系列读本。本丛书面向基层，面向群众，通过阅读，使读者能在自己的努力下，进行自我强身，以增强体质，减少疾病；一旦患病，以利尽早发现，及时治疗，早日康复，将疾病带来的损害降至最低限度；讲究实用，力求做到易读、易懂、易操作。一书在手，犹如请了一位家庭医学顾问。

限于水平与时间，本套丛书不足之处在所难免，望广大读者批评、指正。

目录
CONTENTS

第一章　饮食与养生

第二章 运动与养生

第三章 生活起居与养生

第一章

饮食与养生

1 食物的“四性”

饮食养生首先要讲“性”，“性”（或“气”）是指食物寒、凉、温、热等不同的性质，人们称为“四性”或“四气”。从中医角度说，食物分为五大性，一般是平、寒、凉、温、热这五性，平性介于寒凉、温热之间。

凉性或寒性等食物适用于热性体质和病症，如适用于发热、口渴、烦躁等症象的西瓜；适用于咳嗽、胸痛、痰多等症象的梨等，都属于寒凉性质的食物。

温性或热性食物与凉性或寒性食物相反，如适用于风寒感冒、发热、恶寒、流涕、头痛等症象的生姜、葱白、香菜；适用于腹痛、呕吐、喜热饮等症象的干姜、红茶；适用于肢冷、畏寒、风湿性关节痛等症象的辣椒、酒等，都是属于温热性质的食物。

平性食物的性质介于寒凉和温热食物性质之间，适合于一般体质，寒凉、温热病症的人都可以选用。平性食物多为一般营养保健之品，如米、面、黄豆、山芋、萝卜、苹果、牛奶等。

一般情况下，可从食物的颜色、味道、生长环境、地理位置、生长季节几方面来区分食物的性质。

营养专家说，从颜色来看，生长时与地面距离较近的绿色植物，易吸收地面潮气，故而性偏寒，如绿豆等。颜色偏红的植物，如辣椒、胡椒、枣、石榴等，虽与地面接近生长，但是果实能吸收较多的阳光，故而性偏热。

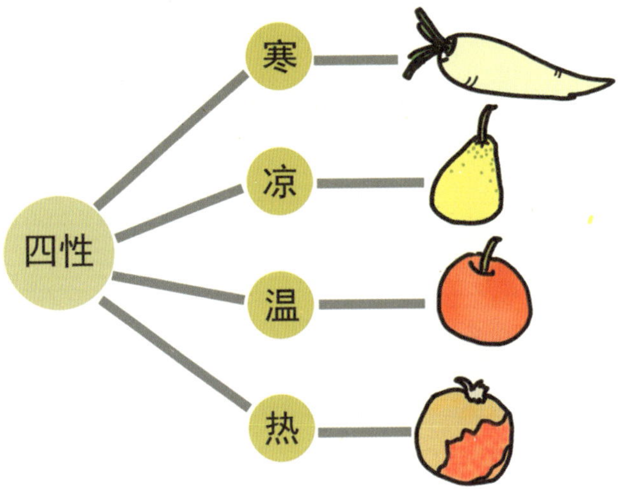

从味道上来看，味甜、味辛的食物，性热，如大蒜、柿子、石榴等。而那些味苦、味酸的食品，大多偏寒，如苦瓜、苦菜、芋头、梅子、木瓜等。

从生长环境来看，水生植物偏寒，如藕、海带、紫菜等。而一些生长在土壤中的食物，如花生、土豆、山药、姜等，由于长期埋在土壤中，植物耐干，所含水分较少，故而性热。

从生长的地理位置来看，背阴朝北的食物吸收的湿气较重，很少见到阳光，故而性偏寒，比如蘑菇、木耳等。而一些生长在高空中的食物，或东南方向生长的食物，比如向日葵、栗子等，由于接受光热比较充足，故而性偏热。

食物寒热还与其生长季节有关。冬天生长的食物，由于生长期间寒气较重，故而性偏寒，如大白菜、香菇、白萝卜、冬瓜等。夏季生长的食物，接受的雨水较多，故而性寒，如西瓜、黄瓜、梨、柚子等。

2 “五味”食物各有什么养生效果

五味，即酸、苦、甘、辛、咸五种不同的味道，它是中药学基本理论的组成部分，是中医用来解释、归纳中药药理作用和指导临床用药的理论根据之一。同时，食物的五味也是解释、归纳食物效用和选用食疗方的重要依据。

中药学重要著作《本草备要》说：“凡酸者能涩能收，苦者能泻能燥能坚，甘者能补能缓，辛者能散能横行，咸者能下能软坚。”药物的酸、苦、甘、辛、咸五味，分别有收、降、补、散、软的药理效用，食物的五味亦具有同样的功效。了解不同食物所具有的性味，有助于正确地选用食疗方中的食物，以取得预期的效果。“医圣”张仲景曾经说过，所食之味，有与病相宜，有与身为害，若得宜则益体，害则成疾。可见，食物的味还直接影响到机体的健康，应引起重视。

(1) 酸性食物的食疗作用

常用的属于酸味的食物有醋、番茄、赤豆、橘子、橄榄、杏、枇杷、桃子、山楂、石榴、乌梅、荔枝、葡萄等。

酸味食物有收敛、固涩的作用，可用于治疗虚汗出、泄泻、小便频多、滑精、咳嗽经久不止及各种出血病。但是，有感冒出汗、急性肠火泄泻、咳嗽初期症状的人应当慎食。

（2）苦性食物的食疗作用

常用的属于苦味的食物有苦瓜、茶叶、杏仁、百合、白果、桃仁等。

苦味食物有清热、泻火、燥湿、解毒的作用，可用于治疗热症、湿症。热症表现为胸中烦闷、口渴多饮水、烦躁、大便秘结、舌红苔黄、脉浮数，可选用苦瓜、茶叶；热症表现为午后潮热、两颧潮红、咳嗽胸肋作痛，可食用百合；热症表现为发热不退、下腹部满，可配用桃仁。湿症表现为四肢水肿、小便短少、气短咳逆的，可配用白果。但苦味不宜多吃，尤其是脾胃虚弱者，更应审慎。

（3）辛性食物的食疗作用

辛即辣味，常用的辛味食物有姜、葱、大蒜、香菜、洋葱、芹菜、辣椒、花椒、茴香、豆豉、韭菜、酒等。

辛味食物有发散、行气、行血等作用，可用于治疗感冒表证及寒凝疼痛病证。

同是辛味食物，有属于热性的，也有属于寒性的。如生姜，辛而热，适于恶风寒、骨节酸痛、鼻塞、流清涕、舌苔薄白、脉浮紧等风寒感冒病症；豆豉，辛而寒，适于身热、怕风、汗出、头胀痛、咳嗽痰稠、口干咽痛、苔黄、脉浮数等风热病症。

辛味食物大多发散，易伤津液，食用时要防止过量。

（4）甘性食物的食疗作用

甘即甜，这类食物非常多，常用的有莲藕、茄子、番茄、茭白、萝卜、丝瓜、洋葱、笋、土豆、菠菜、黄花菜、南瓜、芋头、扁豆、豌豆、胡萝卜、白菜、芹菜、冬瓜、黄瓜、肉桂、豆腐、黑大豆、绿豆、赤小豆、黄豆、蚕豆、刀豆、荞麦、高粱、粳米、糯米、玉米、大麦、小麦、木耳、蘑菇、白薯、蜂蜜、银耳、牛奶、羊乳、甘蔗、柿子、苹果、花生、西瓜、香蕉、荔枝、黑芝麻、橘子、栗子、大枣、无花果、酸枣仁等。

甘味食物有补益、和中、缓和拘急的作用，可用做治疗虚证。如表现为头晕目眩、少气慵懒、病倦乏力、脉虚无力之气虚证的，可选用牛肉、鸭肉、大枣等；如表现为身寒怕冷、蜷卧嗜睡之阳虚证的，可选用羊肉、虾、麻雀等。甘能缓急，如出现虚寒腹痛、筋脉拘急的，可选用蜂蜜、大枣等。

（5）咸性食物的食疗作用

咸味食物有软坚、散结、泻下、补益阴血的作用，可用于治疗痰核、痞块、热结便秘、阴血亏虚等病症。在甲状腺瘤的治疗过程中，常配合食用海带、海藻，即依据“咸以软坚”的理论，以海带、海藻之咸来软化肿块。民间土法，将食盐炒热，用布包裹，熨脐腹部，治疗寒凝腹痛，即“咸以软坚”的实际应用。

3 饮食养生应遵循哪些原则

食疗是药物与食物的有机结合，既有药物的治疗作用，又有食物的补养、充饥作用。其主要特点在于：以中医基础理论为核心，强调药食同源、辨证论治，充分体现药物与食物性味和功能的统一，最大限度地促进药物与食物的吸收、利用，以达到保健强身、防病治病的目的。因此，在应用食疗时，一定要遵守以下原则：

（1）辨证施治

只有在正确的辩证基础上，明白不同食用者的病变所在，有针对性地选用不同的食疗膳方，才能达到治疗的目的。如同为咳嗽，对于风寒咳嗽，以食用葱白粥为宜；对肺阴虚燥热的干咳，则宜用杏仁百合粥；风热咳嗽则应服用贝母桑叶梨汁。应仔细辩证，充分了解各种咳嗽的寒、热、虚、实，只有经过正确地诊断，才不会出现治疗差错。

运用“辨证施治”原则的时候，还应注意四时气候、地理环境对人体生理、病理的影响，在不同的季节选用不同的药膳。春宜升补：春天阳气初生，大地复苏，万物生发向上，内应肝脏，应根据春季的特性，因势利导，应用升补之法，充分调动人体的阳气，使气血调和。夏宜清补：夏季炎热，火邪炽盛，万物繁茂，内应心脏，应根据夏令之时的特点，采用清淡、清热之品调节人体阴阳气血。秋宜平补：秋季阳气收敛，阴气滋长，气候干燥，内应肺脏，此时，五脏刚从夏季旺盛的代谢中舒缓过来，应进行阴阳平衡的滋补，以缓解夏季脏腑功能的失调。冬宜温补：冬季天气寒冷，阳气深藏，内应肾脏，此时，应根据冬季封藏的特点，以温热大补之品来滋补人体气血阴阳之不足，使脏腑的气血旺盛，适应自然界的变化。

（2）严格组方

在使用成方时，必须严格选择药材、食物的有效成分，即药材、食物的质量问题，要做到选料精良，如枸杞，以宁夏产为佳，当归，以秦归为上，切忌使用霉烂变质的原料。其次，组方时应该遵循方中所规定的剂量，不能随心所欲地增减，以免影响主、次原料的功效。同时，对成方的应用，也不要拘泥呆板，可在医师和膳食厨师的指导下，根据年龄、季节、性别差异，适度调整剂量或药材、食物的结构。

（3）药食宜忌

注重食疗宜忌的规律性，如寒者应引以温热，忌食蟹、蚌、西瓜等积冷提阳的食物，热者引以成寒，忌食辣椒、姜、蒜等温燥伤阴的食物，温者引以清凉，凉者引以温热。水肿患者要忌食盐，失眠患者要忌浓茶，糖尿病患者要忌食糖，服用含有地黄、何首乌的食疗方时忌萝卜。还有药物之间的相互禁忌，如早已界定的“十八反”与“十九畏”，原则上是要遵循的。

（4）力求精工制作

食疗方的制作是应用食疗方的最后一道环节，从现有的剂型来看，主要分为两大类，即成品食疗类和烹煮食疗类。按照现代的要求，成品食疗即特殊食品，必须达到“绿色食品”的要求，做到按量核方、认真选料、遵法炮制、严格把关，必须杜绝偷工减料、以伪代真、以优代劣，只有这样才能使食疗食品这一特殊食品达到预期的效果。药膳在制作的过程中必须严格遵守操作程序，该炒则炒，该爆则爆，该用鲜品就用鲜品，该用文火就用文火。调味品必须按照要求做好“色、香、味、形”四字文章，同时，杜绝有毒食物产生的副作用。

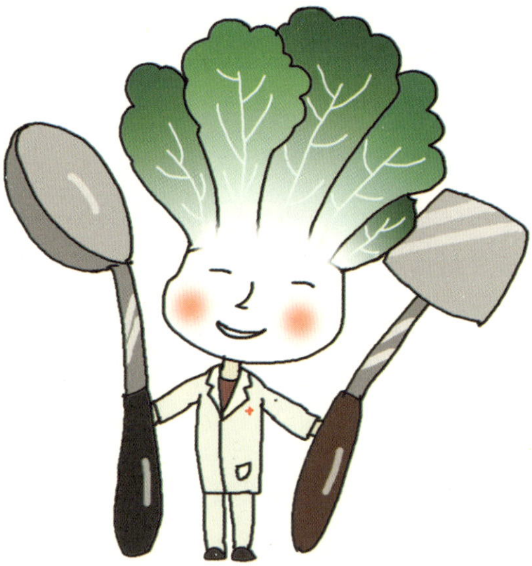

（5）莫入误区

食疗已日趋大众化，人们对优化饮食质量的要求越来越强烈，但任何事物都是统一对立的矛盾体，即物极必反，在食疗进入寻常百姓家的今天，务必要清楚地认识到，任何好吃的东西，都不是越多越好，而应该适可而止，千万不要走入食补的误区。比如，蔬菜无论是新鲜的还是冷藏的，只要保存好、无腐烂，那么其营养价值是相差无几的；水果含有较高的糖分，特别是香蕉和苹果，人们每天吃适量的水果有益于消化、增加碳水化合物，但多吃水果并不能帮助减肥；含纤维素的食物要不间断地摄入，但过量地吃，可导致孕妇患贫血或已有贫血者加重贫血程度；维生素是人体不可或缺的营养元素，适量摄入可使人保持旺盛的精力，但过量服用往往会产生相反的效果。

4 春季应如何健康饮食

“春夏养阳，秋冬养阴”，说的就是春季要把人体的阳气养好。实际上，对人体来说，十之七八的疾病都与阳气不足、寒邪内盛有关。“阳气者，若天与日，失其所则折寿而不彰”，人体的阳气就像太阳一样，如果阳气失常，我们就会得病甚至死亡，因此，养护好人体的阳气，对预防疾病至关重要。

那么，应该如何养阳气呢？饮食上可以多食用一些温热性的食物，比如葱、姜、牛羊肉等，所以火锅并非冬季的专利，春季也可以吃。对那些有明显阳虚阴寒症状的人来说，可以服用小剂量的四逆汤、桃花酒等，这样等到了秋冬季节，身体会感到很舒服。

春季是身体长高的主要时节，对于生长期的孩子，饮食上尤其要注意阳热食物的补充。从中医的角度来说，各种肉类，包括鸡肉、牛肉、羊肉等，均为辛热之品，可以多给孩子吃一些，以满足身体的需求，既有利于长高，又不至于出现各种营养不足的虚弱病症。春季饮食，应以促进肝气的疏泄与生发为主。

（1）色宜青绿

青色、绿色是入通于肝的，为养肝气，除眼睛多看绿色外，饮食上也可以多食用一些绿色的蔬菜和水果，以助肝气的升发。同时，春季阳气上升，很多人会因此出现一些火热上扰的征象，绿色的水果、蔬菜可以清解虚火。

（2）味宜增辛甘、减酸

在五味中，一般人应以辛味为主，食酸要少些，因辛味主于发散，酸味主于收敛，因此，辛味符合春季之气的生发特性，而酸味不利于肝的疏泄。大葱、生姜、薄荷、大蒜、竹笋、豆芽、韭菜、香椿、荠菜等皆为辛散之物，为春季的宜食之品。

唐代药王孙思邈说："春日宜省酸，增甘，以养脾气。"意思是当春季来临之时，人们除了要少吃点酸味的食品之外，还要多吃些甘甜的食物，其原因一方面是甘味气性柔和，可使肝气柔和地生发；另一方面，甘味能补益人体的脾胃之气，脾胃是后天之本，人体气血化生之源，脾胃之气健壮，人可延年益寿。春为肝气当令，肝的功能偏亢，根据中医五行理论，肝属木，脾属土，木土相克，即肝旺可伤及脾气，影响脾胃的消化吸收功能。

为了预防肝木克土，出现脾胃之气的衰弱，要多食用甘甜的食物，如五谷中的糯米、黑米、黍米、燕麦、大枣，蔬菜中的冬葵、南瓜、胡萝卜、菜花、莴笋、白菜等。甘味食品是适宜的春季食品。

5 哪些食物可起到“刮油”效果

（1）燕麦

燕麦具备降胆固醇和降血脂的作用，这是由于燕麦中含有丰富的膳食纤维，这种可溶性的燕麦纤维在其他谷物中找不到。

（2）洋葱

洋葱含有环蒜氨酸和硫氨酸等化合物，有助于血栓的溶解。外国人特别爱吃洋葱，他们经常用洋葱搭配高脂肪、高热量的食物，以解油腻。

（3）玉米

玉米含丰富的钙、磷、镁、铁、硒，及维生素 A、维生素 B_1、维生素 B_2、维生素 B_6、维生素 E 和胡萝卜素等，还富含膳食纤维。常食玉米油，可降低胆固醇并软化血管。煮玉米，是玉米最简单的做法。

（4）山药

山药有“神仙之食”的美誉，其黏液蛋白能预防心血管系统的脂肪沉积，保持血管弹性，防止动脉硬化，同时减少皮下脂肪沉积，避免肥胖。

（5）海藻

海藻素有“海洋蔬菜”的美誉，低热量、低脂肪。藻类含有植物多糖等植物化学物质，具有抗氧化、调节免疫力、抑制肿瘤、抗感染、降低胆固醇、延缓衰老等多种功能。海带等褐藻含有丰富的胶体纤维，能显著降低血清胆固醇。

（6）银耳

银耳滋而不腻，为滋补良药，其富含膳食纤维，可加强胃肠蠕动，减少脂肪吸收。银耳多糖属植物多糖，有降低胆固醇、增强免疫力、抗肿瘤、抗衰老和美容润肤等作用。

（7）芹菜

芹菜含有较多膳食纤维，有降血压、降血脂、降血糖作用，另外，芹菜叶中含的胡萝卜素和维生素 C 较多，吃芹菜时不要把嫩叶扔掉。

（8）山楂

山楂中所含的果胶是可溶性膳食纤维，有降低胆固醇、预防动脉粥样硬化的作用。常吃山楂可除油解腻，促进消化。

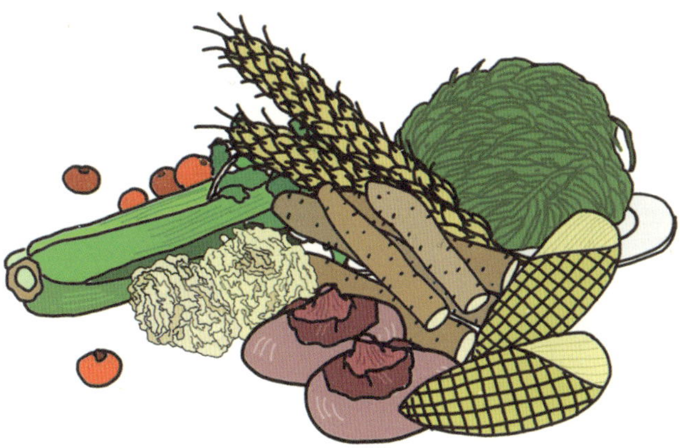

6 春季适合食用哪些水果

（1）宜选择温性水果

早春季节天气尚寒冷，人的脾胃较弱，消化能力也不强，因此，此时应选择一些温性水果来食用，如苹果、桃、甘蔗、乌梅、木瓜、橘子、山楂、菠萝、樱桃等，这些温性水果有助于顺应春升之气，帮助人体抵御春寒。

（2）多吃甜、少吃酸

“省酸增甘，以养脾胃”是春季食养的原则之一，因此，春季挑选水果多以甜味为主。酸味摄入过多，不仅会助长肝气，不宜于春季养肝，还会影响到脾胃的健康。春季的甜味水果有甘蔗、樱桃、大枣、草莓、菠萝、栗子等。

这并不是说酸味的水果一点都不能吃，可适当食用杨梅、梅子、柚子等，这些水果有利于增强肝脏功能，促进食欲，并能够抵御过盛肺气的入侵，有一定的好处。

（3）清热解毒的水果应多吃

春季气温变化大，细菌、病毒容易入侵人体，导致传染病的发生，而且春季大气干燥，气候变化无常，人们很容易因内热而生肝火，进而出现“上火”现象。

针对这些情况，应注意多食一些清热解毒的水果，既能增强抗病能力，又能祛火润燥。日常生活中，柑橘、柠檬等富含维生素C，能加强抗病毒能力；苹果能有效抵抗感冒病毒；枇杷则有润肺、祛痰、止咳的作用；梨用水煮过之后有祛火、润燥的功效；香蕉则是很好的降火水果之一。

中医认为，水果与蔬菜、五谷等其他食物一样，有“四气五味”的属性，每种水果的性味不同，调节人体生理环境和身体状态的功能也不同，并且有些水果一起食用还会起冲突，因此，吃水果时如何合理地搭配，也是一个重要的问题。

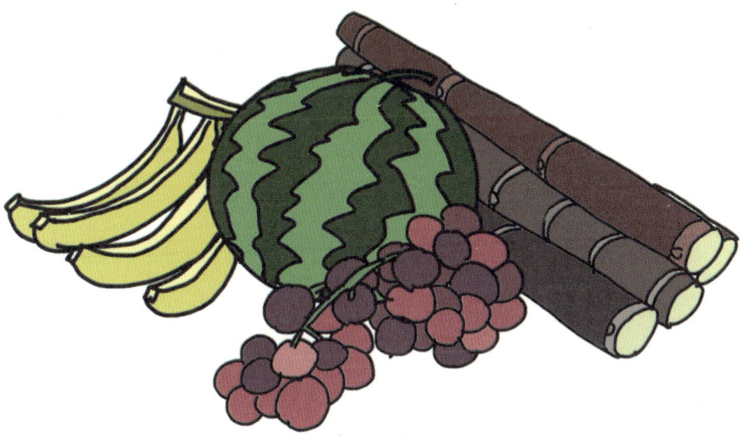

7 什么水果不宜在春季吃

吃水果也要分季节，很多水果并非在春季成熟，春季市面上出现的一些反季水果是用化学物质催熟、保鲜的，这种情况下，反季水果就成了“问题水果”，不仅不能够为人体提供有益的营养元素，还有可能会对人体健康起到反作用。这里，介绍几种不适合在春季吃的水果：

（1）香蕉

为了让香蕉变得嫩黄好看，有的不法商贩用二氧化硫来催熟香蕉，这种方法催熟的香蕉，其果肉吃上去是硬硬的，一点也不甜，而且，二氧化硫对人体是有害的。香蕉是一种营养丰富的热带水果，味甘性寒凉，有润肠、清热的作用，但每年的夏季才是它的成熟季。

（2）西瓜

部分商贩使用催熟剂、膨大剂及剧毒农药等催熟西瓜，使西瓜带毒。这种西瓜，瓜皮上的条纹不均匀，切开后瓜瓤特别鲜艳，可瓜子却是白色的，吃完嘴里有异味。

（3）葡萄

一些不法商贩和果农使用催熟剂，将乙烯利用水按比例稀释后，将没有成熟的青葡萄放入稀释液中浸湿，过一两天，青葡萄就变成紫葡萄。每年 8 ~9 月葡萄才会成熟，尽量少吃或不吃反季的葡萄。葡萄味甘微酸，性平，具有补气血、强筋骨、利小便的功效，但它的含糖量较高，糖尿病患者切记不要过多食用。

（4）甘蔗

春季的甘蔗经过一个冬季的储存后，极易变质，即在甘蔗末端出现絮状或茸毛状的白色物质，切开之后，断面上还会有红色的丝状物。有人买甘蔗时没有仔细挑选，切开后看到红色丝状物又以为是正常现象，结果食用后导致甘蔗中毒。甘蔗是很好的“泻火”食品，味甘性寒，具有清热生津、下气润燥、和胃降逆的功效，但很容易发生霉变，它通常在 11 月成熟。除了储存不当会发生霉变外，成熟的甘蔗被砍下后也会发生霉变。

如果可能，最好少买反季水果，多买时令水果。时令水果在自然环境中长熟，不用催熟剂，存储时也不使用过多防腐剂，食用时相对放心一些。

8 夏季食补怎么补

在夏季，人们相对“懒散”，因为夏季气温偏高，空气中湿度较大，体内汗液无法通畅地发散出来，即中医所说的热蒸湿动，湿热弥漫在空气中时，人们往往会感到胸闷、心悸、精神不振、全身乏力等。

夏三月的饮食调养应以清补为主，多食蔬菜、豆类、水果，如菠萝、苦瓜、西瓜、荔枝、芒果、绿豆、赤豆等，这些食物含有丰富的维生素、蛋白质、脂肪、糖等，不但可以供给人体所必需的营养物质，还能提高机体的抗病能力。多吃瓜果蔬菜，从中摄取维生素C，对血管有一定的修补保养作用，能够把血管壁内沉积的胆固醇转移到肝脏变成胆汁酸，预防和治疗动脉硬化。在强调饮食滋补的同时，还应注意不要食用过咸、过甜的食物，且忌食辛辣油腻之品，如羊肉、牛肉、猪肉、辣椒、葱、姜等，以免发生内热而诱发其他疾病。而食用西红柿炒鸡蛋、香菇冬瓜球、五味枸杞饮等，有生津止渴、补益肠胃、滋肾阴助肾阳的功效。

夏季天气炎热，阳气都生发到了体表，体内没有多余的气血来消化吸收食物，所以这时要少吃，而且在食物的选择上要以性味寒凉、甘酸、清润之品为主，可清热祛暑，甘酸还可以化阴而护阳。切忌辛辣之品，免伤阳气。在夏季的饮食上，主食宜用甘寒性味的小米，配用面食、稀粥，常加些绿豆；副食主选甘酸清润之品，如青菜、西红柿、冬瓜、丝瓜之类，以及鸡蛋、鸭肉、牛肉等。此外，夏季常吃大蒜、生姜，可防伤脾胃之阳。

夏季清补所选择的食物应具有营养丰富、清淡、滋阴等特点，可以选择虾、鸭肉、鲫鱼等肉类，同时搭配选择菌类、银耳、西红柿、黄瓜、西瓜、冬瓜、绿豆等食物，平日可喝一些蔬果汁补充维生素。

9 夏季忌常吃夜宵

夏季白天阳光炙热，夜晚常有让人舒适的微风，所以人们常有晚上出来聚会、活动的习惯，从而形成了夏季经常吃夜宵的饮食特点。其实，这种吃法很不科学。

研究发现，吃夜宵容易引发胃癌。

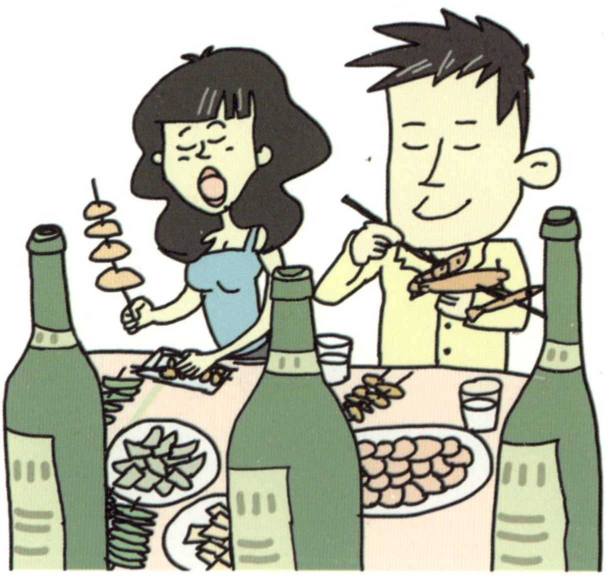

胃黏膜上皮细胞的寿命很短，约 2～3 天就要更新再生一次，而这一再生修复过程，一般是在夜间胃肠道休息时进行的。如果经常在夜间进餐，胃肠道得不到必要的休息，其黏膜的修复也就不能顺利地进行。此外，夜间睡眠时，若吃的夜宵长时间停滞在胃中，可促进胃液的大量分泌，对胃黏膜造成刺激，久而久之，会导致胃黏膜糜烂、溃疡，抵抗力减弱。如果食物中含有致癌物质，如常吃一些油炸、烧烤、煎制、腊制等食品，会使致癌物质长时间滞留在胃中，更容易对胃黏膜造成不良影响，进而导致胃癌。

夏季常吃夜宵不仅易诱发胃癌，而且还容易引起肥胖、糖尿病等多种疾病，所以，夏季忌常吃夜宵。

10 如何处理夏季的剩饭剩菜

夏季天热，食物很容易腐烂，家中做饭时最好能合理拿捏分量，减少剩饭剩菜的出现。

日常生活中，人们习惯把剩菜剩饭留到下顿吃，认为再加热一下就可以了，其实这种做法并不正确。

一般情况下，通过100℃的高温加热，几分钟即可消灭某些细菌、病毒和寄生虫，但是对于食物中细菌释放的化学毒素来说，加热是无能为力的。各种绿叶蔬菜中都含有不同量的硝酸盐，硝酸盐本身是无毒的，但蔬菜在采摘、运输、存放、烹饪过程中，硝酸盐会被细菌还原成有毒的亚硝酸盐，尤其是过夜的剩菜，经过一夜的盐渍，亚硝酸盐的含量会更高，而亚硝酸盐经加热后，毒性会增强，严重的还可导致食物中毒，甚至死亡。

此外，部分毒素，如发芽的土豆中含有的龙葵素、霉变的花生中所含的黄曲霉素等，都是加热无法破坏掉的。因此，千万不要以为剩菜只要热透就行了，最好还是吃多少做多少。

有了剩饭剩菜又不舍得倒掉时，应怎样处理呢？

（1）存放剩菜剩饭的方法

夏季天热，宜将剩菜剩饭放入冰箱保存。

①将剩菜集中放在冰箱上层。当天没吃完的剩菜收到干净保鲜盒里，集中放在冰箱里一个固定、一打开就容易看见的地方（如：冷藏室最上层），并尽量隔餐或隔天吃完。

②剩菜剩饭应及时换装到保鲜袋、铝箔盒或者食品专用容器中，放入冰箱保存。任何食品，在室温下放的时间越长，微生物的“基数”就越大，越不安全。

③剩菜在冰箱中的降温速度也很重要，如果冰箱里东西太多，制冷效果不足，或者菜肴的块太大，冷气传入速度慢，放入的菜难以降温，同样会存在健康隐患。因此，夏天应适当调高冰箱的制冷强度。

（2）不宜加热再食用的食物

绿色蔬菜大多含有硝酸盐，该物质容易被氧化，产生致癌物，尤其是餐厅里烹饪的蔬菜，重油、重盐，若反复加热或长时间保存，有害物质会大量生成。凉拌菜也存在同样的问题，不能持久存放。淀粉类食物最好也一次吃掉，年糕等食物最多保存4小时，否则，在没有变味的情况下食用也可能会引起不良反应。

11 为什么立秋时节不宜大补

立秋虽然标志着秋季的开始，但刚立秋的一段时间内，气温通常还是较高，空气的湿度也还很大，人们不但感觉不到秋凉和秋燥，反而到处都是闷热潮湿的空气。再加上人们在夏季常常因为苦夏或过食冷饮，多有脾胃功能减弱的现象，此时如果大量进食补品，特别是过于滋腻的养阴之品，会进一步加重脾胃负担，长期处于"虚弱"状态的胃肠不能一下子承受，易导致消化功能紊乱。因此，初秋进补宜清补而不宜过于滋腻。

所谓"清补"，主要是指补而不腻，具体而言就是适当食用一些具有健脾、清热、利湿的食物或药物，一方面可以使体内的湿热之邪从小便排出，以消除夏日酷暑的"后遗症"，另一方面能调理脾胃功能，为中、晚秋乃至冬季进补奠定基础。此时不妨适当多喝点绿豆粥、荷叶粥、红小豆粥、大枣莲子粥、山药粥等，有益身体健康。对于脾胃虚弱、消化不良的人而言，此时一定要与滋腻的养阴之品，如鹿角胶、阿胶等"划清界限"，否则，非常容易加重食欲缺乏、消化不良等症状，脾胃虚弱者若能适当多喝点具有健脾利湿作用的慧米粥、扁豆粥，对身体大有裨益。

初秋之后，虽然天气一天比一天凉爽，但也经常有“秋老虎”光临。中秋时节若出现高温、天晴少雨、持续干旱等天气现象，“温燥”便不请自来，它常损伤人体的津液，引起皮肤干燥、舌红少津、毛发干枯、大便干结、口鼻咽干、胸痛干咳、少痰等症状。晚秋时节，易发“凉燥”，凉燥伤肺，使人咳嗽痰稀、咽干唇燥、鼻塞不通。但无论温燥还是凉燥，总以皮肤干燥、津液缺乏为特征。为了预防秋燥，中、晚秋应食用一些性质平和且具有滋阴润燥、养肺生津作用的药物或食物，如用白木耳或黑木耳炖冰糖服用；用玉竹、沙参与鸭一起煲汤服用；黑芝麻炒熟、研末，用蜂蜜调服。为了预防秋燥，可适当多吃一些水果，其中以梨、甘蔗为首选，其次，荸荠、香蕉、枇杷等也是良好的润燥之物，但应注意，脾虚湿重而泄泻者、肺寒咳嗽而痰黏者，不宜多吃上述水果。

秋季进补应以清补、平补为主，除了阳虚体质者外，不要过多食用温热的食物或药物，如羊肉、狗肉、人参、鹿茸、肉桂等，否则极易加重秋燥。此外，秋季进补还应因人而异，因此，身体虚弱、患有慢性疾病的人，最好在医生的指导下辨证进补，以达事半功倍之效。

12 秋季应如何进补

入秋以后，气候逐渐转凉，同时秋高气爽、空气干燥，传统医学把这种气候特点称为“秋燥”。秋燥，最易伤肺，这是因为肺主呼吸，通过支气管、鼻咽部与外界相通，而燥邪伤人，多是由口鼻而入，加之肺为娇脏，喜润而不耐干燥，遇燥邪则伤人，常会出现鼻咽部发痒不适、干灼疼痛、干咳少痰，甚至痰中带血、气喘胸痛等病症，因此，秋燥时节须防伤肺。此时，除应加强锻炼、调节起居、顺应气候外，还可适当运用食补来调理身体。

秋季应适当进补，不仅因为秋季是恢复和调节人体各脏器机能的最佳时机，而且也因为秋季进补能为抵御寒冬的侵袭奠定物质基础。

秋季进补宜先调理脾胃。由于在酷热的夏季，人们频食冷食，多有脾胃功能减弱的现象，故在秋季进补之前要给脾胃一个调整适应期，可先补食一些富有营养又易消化的食物，以调理脾胃功能，如鱼、瘦肉、禽蛋以及山药、红枣、莲藕、莲子等。此外，奶制品、豆类及新鲜蔬菜、水果均宜适量多吃。菱角、栗子也是调理脾胃的上等佳品，它们具有滋补强壮、补中益气、健脾开胃、生津止渴、固肾益精等功效。

随着秋季气候日渐凉爽，空气变得越来越干燥，对肺的侵害也一天比一天严重，中医认为："秋季干燥，上逆而咳为痿厥。"故仲秋以后进补以滋补润肺为主。具有滋阴润燥功能的食物很多，如芝麻、百合、梨、木耳、蜂蜜、萝卜、甘蔗及大部分蔬菜。此外，莲藕、莲子、菱角等也有清除燥热的作用，中医认为：食粥能和胃、补脾、润燥，若用上述食物煮粥或炖食，则更能收到良好的益肺润燥、生津止咳的作用。还应注意的是，气候凉爽的秋天令人胃口大开，但此时进食一定不可太随意，仍应以润燥为前提，采取清补、单补之法，鸭肉、海参、蛇肉、黄芪、麦冬、沙参等均为此季席上佳品，鸡肉、牛肉、鸽肉、当归、熟地等湿热之品也可适当食用，但对于羊肉、狗肉、鹿茸、附片等大温大热之品，除阳虚体质者外，一般人应尽量少吃或不吃。

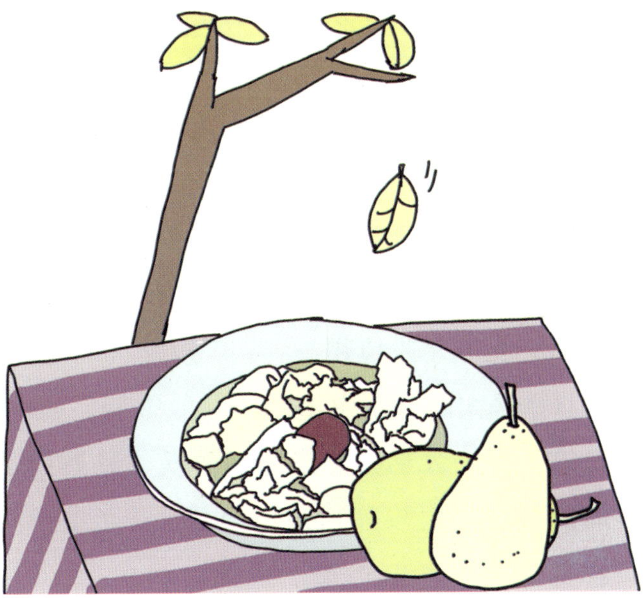

13 秋季饮食有何禁忌

在秋季，宜多食温食，少食寒凉之物，以保护胃气。如过食寒凉之品或生冷、不洁瓜果，会导致温热内蕴，毒素滞留体内，引起腹泻、痢疾等，故有“秋瓜坏肚”之民谚，老人、儿童及体弱者尤要注意，秋季忌食以下食物：

（1）辛热香燥的食物

蒜、葱、生姜、八角、茴香等辛辣的食物和调味品，多食会助燥伤阴，可以加重内热，使燥邪侵犯人体。

（2）油腻煎炸的食物

炸鸡腿、炸鹌鹑等煎炸的油腻食物，秋季食用后难以消化，容易积于肠胃之内，加之秋季脾胃功能较弱，食用油腻煎炸的食物会加重体内积滞之热，不利于人体适应秋季干燥的气候特性。

（3）生吃水生植物

秋季是大部分水生植物收获的季节，如荸荠、茭笋、菱角等，它们大都吃起来味道鲜美，具有清热解毒、开胃消食、化痰止咳等功效。但是，生吃这类水生植物，极容易导致姜片虫感染，使肠黏膜发炎、出血、水肿，甚至形成溃疡，常伴有腹泻、食欲缺乏。儿童感染后，会出现脸部水肿、发育迟滞、智力减退等现象，少数情况严重者，可因衰竭或虚脱导致死亡。因此，秋季忌生吃水生植物。

（4）肥甘食品

秋季主肺气，肺主辛味，如果肺气太过，往往会导致肝气抑郁。秋燥易伤津液，因此，在饮食方面，以防燥护阴、滋阴润肺为主，忌吃肥甘食品。

14 入冬后补充营养时应注意什么

在传统养生观念里，冬季是进补的好时机。但冬天传统节假日多、亲戚朋友聚会多，吃东西要尤为注意，一般以七八分饱为宜，不要过量。

冬季天寒地冻，人体的甲状腺素、肾上腺素等分泌增加，加速了蛋白质、脂肪、碳水化合物三大类热源营养素的分解，增强机体御寒能力的同时，也容易造成人体热量散失过多，因此，冬天饮食应以增加热能为主，可适当多吃一些富含碳水化合物和脂肪的食物。

冬季补充营养时，要注意以下几个原则。

（1）适当增加“肥甘厚味”食物

在寒冷的冬天，如果食物满足不了人体对热能的需要，就容易造成机体衰退和抗病能力低下，所以，冬天可适当增加些“肥甘厚味”的食物，但不宜过多。

（2）增加热能的补充

冬季人体的消化活跃、胃液分泌增多、酸度增强、食量增大，这反映了机体对热能需要的增加，研究表明，肉类、蛋类、鱼类、乳类及豆制品等富含优质蛋白质，不仅营养价值高，而且易于消化和吸收。肉类中，以牛肉、羊肉和兔肉为最好，因为它们的动物脂肪含量较少。

（3）增加矿物质的补充

人怕冷与其体内缺乏矿物质有关，因此冬季应留意矿物质的补充。一般来说，只要不偏食、不挑食，什么都吃，搭配着吃，就可以保证人体对矿物质的需求。冬季应多摄取含根茎的蔬菜，如胡萝卜、红薯、藕、大白菜等，因为蔬菜的根茎里所含矿物质较多。钙在人体内含量的多少，可直接影响人的心肌、血管及肌肉的伸缩性和兴奋性，补充钙可提高肌体御寒性，含钙较多的食物有虾皮、牡蛎、花生、牛奶等。

（4）进行耐寒力锻炼

冬季进补御寒、调整饮食的同时，还应进行耐寒力锻炼，一味依赖食物御寒，过多地食用高热能、高脂肪的食物和酒类等，可造成或加重心血管疾病。

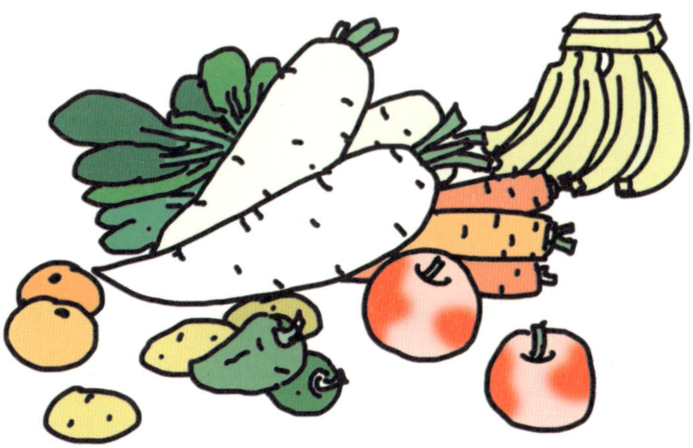

（5）增加维生素的补充

冬季容易出现皮肤干燥、皲裂和口角炎、唇炎等病症。因此，饮食中补充各种维生素显得十分必要，应特别注意增加维生素 C 的摄入量，可以多吃白萝卜、胡萝卜、辣椒、土豆、菠菜、柑橘、苹果、香蕉等蔬菜水果。同时适量进食动物肝脏、瘦肉、鲜鱼、蛋类、豆类等，以满足身体对维生素 A、维生素 B_1、维生素 B_2 等的需要。

15 哪些食物可御寒产热

能够御寒产热的食物主要有含钙、铁、碘的食物和富含氨基酸的食物。

（1）含钙、铁、碘的食物

研究表明，是否怕冷与身体中矿物质元素含量的多少有关，其中钙元素会影响血液流动及肌肉的兴奋性，碘元素可以刺激甲状腺分泌有御寒功效的甲状腺激素，而铁元素是制造血红蛋白的主要元素，同血液的兴奋性和新陈代谢的能力有关，也同人体在寒冷环境中的自我抵御有关。

多吃含有这些矿物质元素的食物，可以提高人体自我御寒的能力，提高人体的免疫力，具有保健的功效。

冬季常见的富含钙元素的食物有肉类、奶制品、蛋黄、鱼类、豆制品等。

含有碘元素的食物主要有海带、紫菜、海藻等海鲜类食物。

铁元素含量较丰富的食物有新鲜的鱼、肉、蛋类，动物肝脏、血液等，其中蛋黄中的铁元素含量很高。

（2）富含氨基酸的食物

氨基酸是蛋白质的主要组成成分，是人体所必需的营养成分之一，氨基酸同人体的御寒能力有一定的关系，尤其是甲硫氨酸（也叫蛋氨酸），它含有甲基和硫，是人体必需氨基酸之一。

甲硫氨酸所含的甲基是脂肪代谢的必需成分之一，它可以同脂肪代谢中间产物结合，参与下一步的代谢，也就是说，脂肪进入人体后，想要通过代谢产生热量，就必须有甲硫氨酸中甲基的参与。如果甲硫氨酸缺乏，就会导致脂肪无法代谢，不能产生足够的热量。

冬季应当有意地补充一些甲硫氨酸，以增加热量。食物中富含甲硫氨酸的主要有芝麻、瓜子、开心果等坚果，以及奶类制品、食用酵母等。多吃这些食物可以提高甲硫氨酸的含量，促进脂肪代谢，进而促进热量的产生。

（3）其他食物

在日常生活中常见的食物里，产热能力最高的就是碳水化合物、高蛋白食物、脂肪类食物和糖，所以冬季适量地增加这些食物的食用量，比如增加米面等主食的摄入量，多吃鱼肉等高蛋白的肉类食物，同时在饮食中适当地增加植物油的摄入量，以帮助人体产生更多的热量。

16 哪些食物属温热性食物

冬季抗寒除了食用可以产生热量的高热量食物以外，还可以通过食用温热性食物来抵御寒气。在中医学上，所有的食物都有其本身的性质，一般来说，食物的性质分为寒性、平性、热性三大类，不同性质的食物适宜食用的人群不同，适宜食用的季节不同，食用以后产生的功效也不尽相同，其中温性或热性适用于寒性体质的人，或应在寒性环境中食用，可以中和环境的凉性，温补身体，有一定的发热功效。因此，在冬季食用温热性的食物可以产生发热、御寒的效果。

冬季常见的食物中，属于温热性的有羊肉、狗肉、兔肉、桂圆、大枣、小米、韭菜、辣椒、洋葱、大蒜、芋头、红茶、食醋、白鸽、鹅肉、鲍鱼、牛肉等。

（1）羊肉

性味甘热，历来被用作补阳佳品，有暖中祛寒、温补气血、开胃健身、益胃气、补形衰之功效。羊肉含有丰富的蛋白质，进食后产生的热能比其他食品多，因为其中氨基酸分解代谢产生的物质对人体组织细胞有刺激作用，能够使细胞内糖的氧化增加、能量代谢力加速，在低温季节，这种蛋白质的特殊动力作用，对提高人体耐寒力有良好效果，对腰膝酸软、气管炎及一切虚寒病症均有益处，为优良的温补强壮剂。

（2）狗肉

其味甘性温，能壮肾阳、暖腰膝、安五脏、补虚劳，滋补力较高，《本经逢源》说狗肉“下无虚人，食之最宜”。寒冬吃狗肉对腰痛、脚冷、体弱畏寒者有良好的保暖抗寒作用。

（3）牛肉

性味甘温，含有多种矿物质，蛋白质含量也很高，冬季食用可补益脾胃，壮阳益肾，补气生血，对脾虚胃弱、气血不足、体弱虚寒有较好的治疗作用。阳虚和体质虚寒的人，冬令食之效果尤佳。

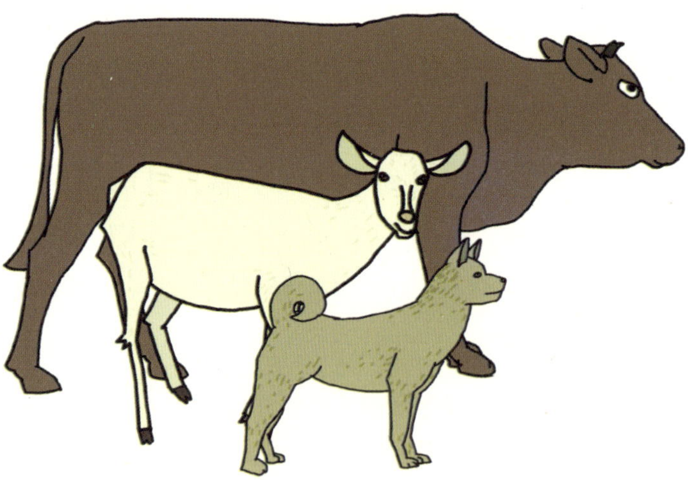

17 哪些食物有暖腹作用

腹部是“人体的第二个大脑”，腹部的健康不仅仅关系着其中器官的健康，还会直接影响到身体的其他部位，特别是女性，因为腹部有子宫等女性独有的器官，所以女性受到的影响更为明显。女性冬季“暖腹”，最重要的是要保养其中的肠胃和子宫两个部位，在饮食上要注意多食用可以保养肠胃和子宫的食物，特别是可以温暖脾胃、祛除“宫寒”的食物。

(1) 冬季“暖胃”保健康

冬季气候寒冷，冷空气侵袭人体以后会直接进入胃部，刺激胃酸的分泌，胃酸适量分泌可以增强食欲，但是如果长时间分泌过多，胃肠部就容易发生痉挛，严重的会直接影响消化功能，减弱胃肠对营养物质的吸收，还可能引发腹泻、腹痛、恶心、呕吐等消化道疾病，急性腹泻等胃肠疾病还会诱发酸中毒、低血糖以及心脑血管病等严重危及生命的症疾。大多数女性都有脾胃虚寒的症状，所以在冬季比男性更容易受到侵害。

从饮食上来说，保养肠胃可以多吃甘味食物，以滋补脾胃、提高免疫力。另外，适量的辛辣食物或者温热性食物也可以帮助体内发热，有助于提高胃肠部温度，驱寒散阴。常见的具有滋养脾胃作用的甘味食物有大枣、小米、山药、红豆、紫甘蓝、胡萝卜、土豆、芋头、南瓜、桂圆、大米、面条、红薯等；常见的辛辣调料有姜、蒜、洋葱、八角、茴香、香叶、花椒、胡椒、桂皮、陈皮、大料、辣椒等；而如牛肉、羊肉、狗肉、鸽子肉、鸡肉、栗子等温热性的食物也适合女性在冬季食用。

但是如果自身已有脾胃不适、消化不良的症状，就不可以过多食用辛辣刺激食物，以免过度刺激肠胃。

(2)“暖宫”食物驱严寒

如上文所述，女性腹部有子宫、卵巢等特有的生殖器官，所以如果腹部受凉，往往易引起“宫寒”，也就是子宫受凉寒冷。

“宫寒”会导致女性内生殖系统紊乱，影响生殖机能和生育机能，可以诱发不孕不育等症状，且会使女性身体内肾阳不足、气血两虚，出现下腹坠胀、疼痛、白带增多、月经不调、痛经、性欲下降等症状，并会间接导致阴道内卫生环境下降，从而引发盆腔炎、子宫内膜异位症等。因此暖腹不仅仅可以保证肠胃健康，还是保证女性生殖健康的重要手段。

在冬季，患有“宫寒”的女性要保养子宫应多吃一些补气暖身的食物。常见食物中可以保养子宫、补气暖身的有桂圆、大枣等温补食物。

高蛋白的坚果类食物也可以帮助体内产生热量，如核桃、胡桃、花生、开心果、葵花籽等。

一些养肾护阳的食物，如大豆、黑豆、山药、白果等，也适宜女性在冬季食用，可以起到提升阳气、护养子宫的作用。

此外，热性的调味料，如茴香、大料、花椒、姜、桂皮等，也可在烹调中适量地添加，有助于祛除寒气、养护子宫。

18 冬季如何健康吃火锅

冬季吃火锅是人们最热衷的事，火锅不仅做法简单、方便，而且还有一定的营养。在吃火锅时，常淋的芝麻酱中含有丰富的钙、维生素 E，常加入的蒜汁和醋有杀菌作用，可预防肠道感染，而且在涮菜的过程中，能够去除部分草酸、亚硝酸盐、农药，在增加了“天然抗生素”的同时减少了有毒物质侵入人体的机会。

吃火锅时，食物搭配要符合多样化的原则，才有利于达到营养均衡。相较于炒菜，火锅原料所含脂肪较少、热量较低，但是在吃火锅时，应注意不要吃的时间过长，否则不仅不利于健康，还会加重肠胃负担，消耗大量胃液。

吃火锅时应该注意以下几个事项：

（1）控制热量，少吃自助餐

一般人在较冷的天气里比较有食欲，再加上美食当前，吃自助餐时往往一发不可收拾。但冬天代谢较慢，若因饮食过量导致血糖突然升高，可能危害健康。

（2）汤底选择要科学

火锅汤建议选择不带肉的大骨汤当汤底，不要放鸡精粉当调味料，因其含钠量很高，此外，最好不放盐或味精等调味，当然也不要蘸含钠量高的沙茶酱。

中医指出，肾脏病患者，需要限制盐分的摄取，以减少积水、水肿，并控制血压。血压控制不好，会造成血管硬化；血糖控制不好，肾脏坏得快。

（3）控制菇类摄入量

若是肾功能下降，血中磷的排泄减低，血磷上升，容易造成钙磷不平衡，所以菇类饮食量要注意控制。

（4）火锅汤汁或高汤别饮用

火锅汤汁内含有高量的钾质和新鲜食材流出的钠，所以要限制食用，以防血中尿酸上升，痛风发作。同时也应注意避免血钾浓度升高，因为钾离子九成由肾脏排出，若肾脏功能不佳，钾离子排出不顺利，可能造成心律不齐，引发致命危险。

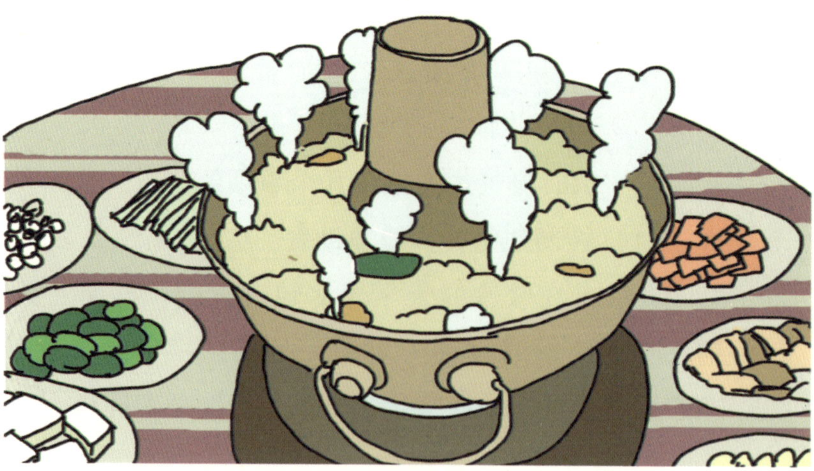

（5）肉类应涮熟再入口

吃涮羊肉，不宜单纯讲究肉“嫩”，以为七八分熟的羊肉片吃起来才有味，这样做容易感染上旋毛虫病。

（6）每餐时间不宜过长

吃炭火火锅的时间不宜过长。因为吃火锅时往往是人多房间小，室内温度高，空气不流通，如果木炭燃烧不透，就会产生大量的一氧化碳，容易使人中毒。

（7）餐后多吃水果

餐后多吃些水果，可有效防止因吃火锅上火。

19 不同烹饪方式对肉类的影响大不同

鱼、禽、蛋、瘦肉等动物性食物是优质蛋白质、脂溶性维生素和矿物质的良好来源，它们所含有的动物性蛋白质的氨基酸组合比其他食品的营养物质更适合人体的需要。而肥肉和荤油（比如说猪油、牛油等）为高能量和高脂肪食物，摄入过多往往会引起肥胖，并且是某些慢性病的危险因素。因此，建议经常吃适量鱼、禽、蛋、瘦肉，少吃肥肉和荤油。不管是哪种动物性食物，最适合它们的烹饪方式都是炒、蒸、煮，蒸是最简单的方式，而炒、煮则有特殊要求。

（1）炒——旺火急炒

加热时间过长通常是破坏食物营养素最重要的原因，因此，可缩短菜肴的加热时间，降低原料中营养素的缺失率。例如，猪肉中含有丰富的维生素 B_1，如将猪肉切成丝，旺火急炒，维生素 B_1 的损失率约为 13%，而切成块，用文火炖，损失率约为 65%。

（2）煮——食肉、食汤各不同

在熬、煮、炖、烧时，如以食肉为主，可先将水烧开后再下肉，使肉表面的蛋白质凝固，从而使其内部大部分油脂和蛋白质留在肉内，肉味就比较鲜美。如以食肉汤为主，那将肉下冷水锅，用文火慢煮，这样利于脂肪、蛋白质从内部渗出，汤味肉香扑鼻，营养更佳。

（3）油炸需挂面糊

炸时油温很高，食物中的蛋白质、脂肪、碳水化合物及怕热易氧化的维生素都会遭到破坏，使营养价值降低。挂糊油炸是保护营养素、增加美味的一种好方法，即在烹制前，先用淀粉和鸡蛋给食物上浆，在食物表面形成隔绝高温的保护层，使原料不与热油直接接触，减少营养素损失，同时，这一保护层还可使油不浸入食物内部，鲜味也不易外溢，口感会更加滑嫩鲜美。但是，即便这样，挂糊油炸的食品也不能多吃，因为高温油炸淀粉食物中含有大量的丙烯酰胺（致癌物），对人体存在诸多危害。建议：

①尽量避免长时间或高温油炸淀粉类食品。

②提倡合理营养、平衡膳食，改变油炸和高脂肪食品为主的饮食习惯。

（4）熏烤亦有害

很多人特别喜欢吃熏烤食物，比如烤香肠、烤鸡腿，但肉、鱼等原料经熏烤后可产生对人体有害的物质，如3，4苯并芘等致癌物质，所以，在熏烤鱼、肉时不应当用明火直接熏烤，可用管道干热蒸汽烤，且最好不要加糖，如果一定要加糖，温度也应控制在200摄氏度以下。

20 中国居民膳食指南（2016）

（1）食物多样，谷类为主

①每天的膳食都应包括谷薯类、蔬菜水果类、畜禽鱼蛋奶类、大豆坚果类等食物。

②平均每天摄入12种以上食物，每周25种以上。

③每天摄入谷薯类食物250～400g，其中全谷物和杂豆类50～150g，薯类50～100g。

④“食物多样、谷类为主”是平衡膳食的重要特征。

（2）吃动平衡，健康体重

①各年龄段人群都应天天运动、保持健康体重。

②食不过量，控制总能量摄入，保持能量平衡。

③坚持日常锻炼，每周至少进行5天中等强度的身体活动，累计150分钟以上。

④每天保持至少6000步的运动量。

⑤减少久坐时间，每小时都起来动一动。

（3）多吃蔬果、奶类、大豆

①蔬菜水果是平衡膳食的重要组成部分，奶类富含钙，大豆富含优质蛋白质。

②保证餐餐有蔬菜，每天应摄入300～500g蔬菜，其

中深色蔬菜占1/2左右。

③坚持天天吃水果，保证每天摄入200～350g新鲜水果，应注意的是，果汁不能代替新鲜水果。

④吃各种各样的奶制品，摄入量应相当于每天液态奶300g。

⑤经常吃豆制品，适量吃坚果。

（4）鱼、禽、蛋、瘦肉的食用

①鱼、禽、蛋和瘦肉摄入要适量。

②每周吃鱼280～525g，畜禽肉280～525g，蛋类280～350g，平均每天摄入总量120～200g。

③食用时优先选择鱼类和禽类。

④吃鸡蛋不弃蛋黄。

⑤少吃肥肉、烟熏和腌制肉制品。

（5）少盐少油，控糖限酒

①培养清淡饮食习惯，少吃高盐和油炸食品。成人每天食盐摄入量不超过6g，每天烹调油使用量控制在25～30g。

②控制糖的摄入量，每天摄入不超过50g，最好控制在25g以下。

③每日反式脂肪酸摄入量不超过2g。

④足量饮水，成年人每天7～8杯（1500～1700ml），提倡饮用白开水和茶水。

⑤不喝或少喝含糖饮料。

⑥儿童、少年、孕妇、乳母不应饮酒。成人饮酒时，男性一天饮用酒的酒精量不超过25g，女性不超过15g。

（6）杜绝浪费，新兴“食尚”

①珍惜食物，按需备餐，提倡分餐不浪费。

②选择新鲜卫生的食物和适宜的烹调方式。

③食物制备生熟分开、熟食二次加热要热透。

④学会阅读食品标签，合理选择食品。

⑤多回家吃饭，享受食物和亲情。

⑥传承优良文化，兴饮食文明新风。

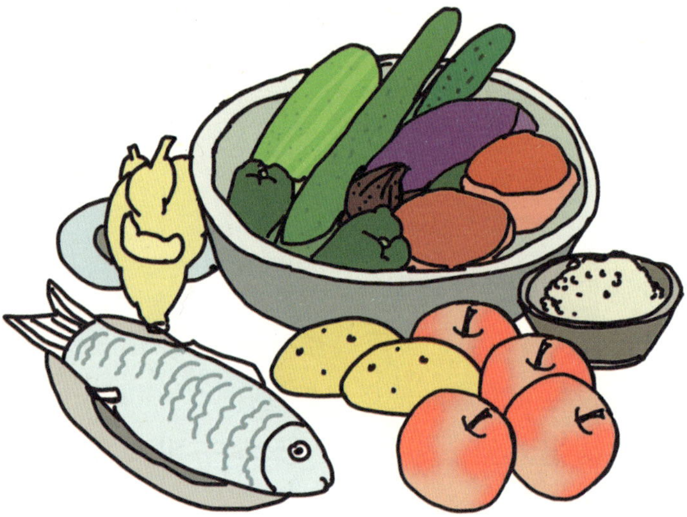

21 一天吃几个鸡蛋

《中国居民膳食指南（2016）》提倡一天吃一个鸡蛋，在每日一个鸡蛋的基础上，再补充膳食宝塔里提到的其他膳食食物，达到平衡膳食的效果，基本能满足身体的需要。

应注意的是，“一个鸡蛋”是指鸡蛋的蛋白、蛋黄都要吃，因为蛋黄里除了含胆固醇以外，还含有我们身体所必需的维生素 A、维生素 B2，以及一些磷脂类营养元素，还有矿物质、矿物元素，比如锌、锡、铁，弃之不食非常可惜 。

22 准备要宝宝，应该怎么吃

一般来讲，我们认为备孕要注意如下几条：

①叶酸要充足。充足的叶酸对于预防神经管畸形是有好处的。

②碘的补充。孕妇一定要食用碘盐，还要适当增加海带、紫菜和海鱼的摄入。

③控制体重。适宜的体重对孕妇的健康和胎儿的健康都很重要，所以要保持适宜的体重。

④良好的生活习惯。养成良好的生活习惯，对孕妇和胎儿的健康非常重要，尤其是不要喝酒。

在有怀孕计划时就应对自己的作息、生活习惯、饮食习惯进行调整，至少提前半年或一年就要开始准备，不要已经怀孕才开始注意。

备孕阶段尤其应该注意体重问题，过瘦的女性在将近 40 岁时，体内的雌激素分泌会有一些异常，如果体内雌激素分泌不足，则不容易怀孕。过于肥胖的女性，在怀孕之前一定要尽量调整到正常体重，否则怀孕阶段患妊娠性糖尿病或者妊娠性高血压的概率升高。

23 坐月子期间，饮食上应注意什么

《中国居民膳食指南（2016）》也包括对特殊人群的膳食建议，比如，孕产妇。

首先，孕妇需要膳食平衡，从营养学的角度来讲，粮食类、蔬菜水果类等食物，都需要均衡的补充。

动物性的食物也不可或缺，比如鱼汤、鸡汤、排骨汤等，这类食物有利于奶水的产生，在月子里为宝宝下奶做准备。

此外，奶制品、豆腐类食物都要吃到，这是一个膳食平衡的要求。

产妇的特殊性在于其体质比较虚弱，因此月子里的食物要做得松软一些、需要利于消化、吸收，产妇可以采用少食多餐的方式进行饮食，平常人是一日三餐，她可以加一餐，使营养素摄入得更齐全一些。

中国有一个比较传统的习俗，即对产妇坐月子非常重视，但月子之后便不再重视产妇的饮食、生活规律了，事实上，这是不正确的观念，出了月子，仍然要重视产妇的营养补充。因为要健康的抚育宝宝，我们提倡母乳喂养，婴儿所有营养都要通过母亲的乳汁来获取，因此，

新妈妈要吃两个人的饭，各种营养需要量都会相应的增加，特别是优质蛋白。

坚持母乳喂养的新妈妈首先要保证摄入充足的碘，因为宝宝的碘全靠母亲的给予，甲状腺激素合成的原料也要靠母亲的乳汁合成补充。

此外，乳母的钙消耗量是比较大的，因为乳汁中钙的含量特别大，要想使乳汁营养全面、质量高，新妈妈必须注意这些营养素的补充。

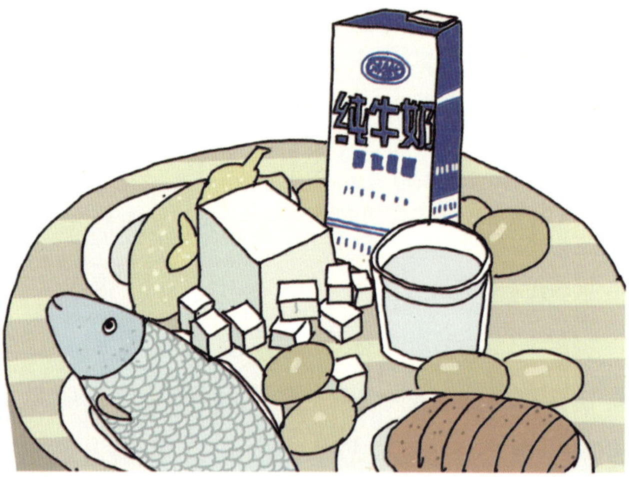

24 贫血吃什么补血

贫血的膳食解决方案以多食用瘦肉为主，因为动物血和动物肝脏中铁的含量都很高，是预防缺铁性贫血的好办法，此外，补充绿叶蔬菜和富含维生素 C 的水果，能够促进膳食里铁的吸收。

老人如果咀嚼不动含铁的肉类，可以适当补充动物血和高蛋白，里面的叶酸、维生素 B12、铁含量很高、铜含量也不少，对于缺铁性贫血和巨细胞贫血都有很好的营养补充作用。

25 乳糖不耐受，可以喝奶吗

不耐受乳糖，又需要补充相关的营养元素，可以采用以下方法：

①饮用乳糖分解了的乳制品，现在市面上有大量的相关产品。

②不单独喝奶，在三餐进食的过程中喝。

③吃其他奶制品，比如奶酪等发酵奶制品。

26 吃什么预防骨质疏松

《中国居民膳食指南（2016）》中指出，骨质疏松的发生首先跟膳食中的钙摄入不足有关系，其次是维生素D摄入不足，维生素D在膳食中的含量很少，要通过增加户外运动、多照太阳来提高体内维生素D的含量，太阳光的照射可以促进皮下维生素D的生成，进而促进钙的生成。

我们提倡每天要喝300毫升的奶，差不多1毫升的奶有1毫克的钙，喝300毫升的奶就有300毫升的钙，再加上日常食物中的钙含量，比如豆腐等，可以达到人体基本需要量。

预防骨质疏松，要从年轻时就开始注意平衡膳食，补充钙、维生素D。另外，运动对于骨骼健康也是非常重要的，肌肉、骨骼都是“用进废退”，不坚持运动会加速骨质丢失，所以即使不小心受伤，也还是应该在医生的指导下做一些合适的体力活动，当然，不能逞强，不能心急，受伤后一定要在医生的指导下做运动，以免加重损伤，造成恶果。

27 高血压患者，饮食应注意什么

《中国居民膳食指南（2016）》第5条建议，日常饮食要少油少盐，尽管近10年来我国居民的盐摄入总量有所降低，但是平均盐摄入量还是比较高的，最新数据为平均每天10.5克，但营养学会建议的摄入量为每天不超过6克。

为什么要控制盐的摄入呢？因为过多的盐，特别是钠盐的摄入，会增加患高血压的风险。有人群干预研究表明，降低盐摄入量，无论对收缩压还是舒张压来说，都可以发挥一定的控制作用。

除了控盐之外，高血压患者还要加强运动，因为适当增加运动量对于控制血压也有较为明显的作用。

当然，如果减盐和增加运动并不能使血压得到很好的控制的话，还是要坚持进行药物治疗，因为只有维持正常的血压水平，才能防止高血压带来的其他并发症。

在医院里，高血压患者的膳食原则首先是高钾低钠膳食，比如多食用蔬菜、水果、菌类、藻类食物，含钠高的食物要格外控制，特别是腌渍类，咸肉、腊肠、咸菜这类食物尽量不吃或少吃。

有些高血压患者常年的膳食习惯难以改变，无法接受低盐饮食，也可以采取换盐的方式，把所有食盐换成低钠盐。此外，甜的、酸的、辣的菜，盐要格外少放，因为在较甜的菜中，咸的味道会被掩盖，不知不觉会摄入过高的盐；而辣的菜、酸的菜会让咸味更加突出，不需要放太多的盐，比如在一些凉拌菜里，把食盐量减半，依旧能品尝出明显咸味。在炒菜、炖肉的时候，较后放盐，也可以减少食盐的摄入量。

28 糖尿病患者，可以吃水果吗

因为水果以甜、酸口味为主，其中含有较多的糖分，所以糖尿病患者应慎食水果，但慎食并非不能食用，只要控制好摄入的量，水果中还是含有一些有益于糖尿病患者身体健康的元素的。

很多水果的升糖指数、血糖负荷指数都是满足糖尿病患者食用标准的，比如苹果、梨、西瓜，只不过吃的时候，第一要注意吃的量不能太大。第二应保证吃的时候一定要和主食相替换，比如吃了水果，就一定要减少主食碳水化合物的摄入量，这样才能够保证全天碳水化合物的总摄入量是平衡的，而不是一天三餐吃得和不食入水果时一样，额外再吃上一斤半斤的水果，这样容易导致血糖的变化。

每一种食物都有血糖升糖指数（GI），可以选择血糖升糖指数比较低的水果，对血糖的影响较小。

29 常常便秘，吃什么可以缓解

便秘时，应该增加蔬菜、水果的摄入量，也就是增加膳食纤维的摄入量。选择奶制品时，酸奶对通便效果更好。另外，便秘还是一个习惯问题，应该养成每天主动排便的习惯，对于改善肠道、缓解便秘都有一定好处。

主食方面也应该注意，可以考虑选择一些富含膳食纤维的粗粮，可以促进胃肠蠕动，防止便秘。

薯类的膳食纤维含量非常高，比如红薯、芋头、木薯等，每天吃一块或者半块红薯，有促进肠蠕动、促进排便的功能。

对于不同的人群，有一些针对性的建议，如下所示：

运动过少、坐姿时间过长的健康人群，可以增加膳食纤维丰富的食物，同时保证饮水量，帮助改善肠蠕动。

对于一些患者，比如肿瘤患者、肠道梗阻患者，如果梗阻严重的话，要通过医学手段进行治疗，如果只是造成轻微便秘，可以选择可溶性膳食纤维的食物，比如银耳，经过烹饪加工，把膳食纤维溶到水里，起到促进肠道蠕动的作用。

对于孕妇，大月龄以后，胎儿过重，易压迫肠道，引起肠道蠕动缓慢，这时候不适合吃大量含有膳食纤维的食物，应该适当摄入一些含可溶性膳食纤维的食物。

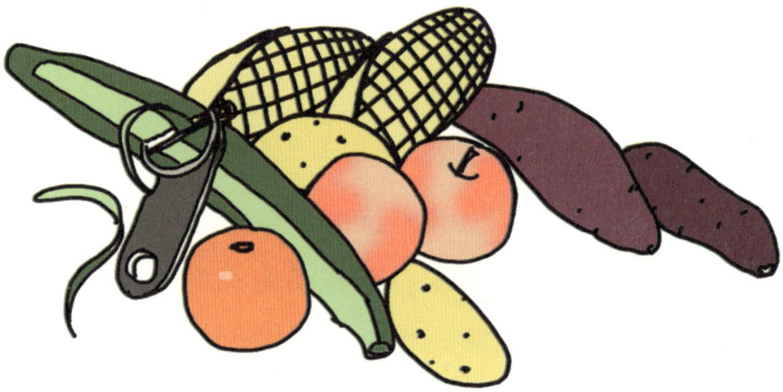

第二章

运动与养生

1 运动对养生有何作用

21 世纪经济与科技飞速发展，电气化、机械化、自动化逐渐代替了人的大部分工作，于是人的运动量也随之逐渐减少。随着人们生活水平的提高，人体内摄入的高脂、高糖、高蛋白也由于人们运动量的逐渐减少而日益增多，导致人体的正常新陈代谢功能减退，进而引发一系列疾病，例如肥胖症、糖尿病、高血压、脑中风、心脏病、动脉硬化、骨质疏松症、精神抑郁症等，发病率越来越高，心脏也随之提早衰退，就连癌症的发病率都在升高，总的来说，各种疾病的发病率都在显著上升。

生活在新世纪里的人，对健康这个话题越来越关注，专家指出“运动是养生之道，健康是长寿之本”，运动养生的意义有很多，可简单将其列为如下几条：

（1）运动养形

著名的医学家龚廷贤在其所著的《寿世保元》中讲到：“养生之道，不欲食后便卧及终日稳坐，皆能凝结气血，久则损寿。”由此可见，运动不仅可以促进气血流通、畅达，还有增强抗御病邪、强化生命力的能力，因此，著名医家张子和才会专门强调“唯以血气流通为贵”。人体的运动主要是围绕肩、腰、髋、膝、踝等关节进行的，每一处关节部位都分布着许多肌群，常常运动，不仅能消除脂肪，同时可以增强肌肉的收缩功能。此外，经常从事一些体育锻炼，还可以提升人体的免疫能力，强化其他生理功能。

（2）运动能提高肾脏的功能

运动能够增强人的心肺活力，使人的呼吸运动与体内血液循环得以改善，同时，它对增强肠胃的消化功能以及提高肾脏过滤能力也有一定的辅助作用，因为运动可以使人体的新陈代谢旺盛，而代谢废物大多可以通过肾脏排出体外，这样，肾机能就能得到极大的锻炼。中医学家强调肾主骨，而现在中老年人骨质脱钙、骨质增生、关节萎缩等疾病很常见，倘若能够坚持经常运动，就可以有效降低这些疾病的发生，因为如果经常运动锻炼，神经系统就能够充分发挥调节整个身体功能的作用，如此一来，自然而然地就会有效延缓身体衰老。

（3）运动可以增强脾胃功能

脾胃是人体气机升降出入的枢纽，调理脾胃是相当重要的一个养生环节。强调“人以胃气为本”的中医大家认为：调养脾胃之气，维护后天之本，是防止疾病、延缓衰老的一条重要原则。素有“神医”之称的东汉末年医学家华佗也强调：“动摇则谷气得消，血脉流通，病不得生。”此言说明运动对强健脾胃、促进消化都有很好的功效。以上都证明了脾胃对人体的重要性，只有脾胃健旺、气血生化之源充足，我们的健康才能得到保障。

（4）运动能增加肺的功能

心肺功能除受遗传影响之外，主要还受后天活动和有规律锻炼的影响。锻炼身体对保持肺组织弹性、增强呼吸肌、改进胸廓活动度、增强肺活量、增强肺的通气和换气功能、促进血液循环都有很好的作用。经常锻炼的人，胸围呼吸差能达到 9 ~ 16 厘米，而那些缺乏锻炼的人，胸围呼吸差仅有 5 ~ 8 厘米。

（5）运动可加强心脏功能

运动可以增强人的心脏功能，改善血管的弹性，加强全身和脑部的血液循环，从而减少心脏、大脑血栓的形成。在国外的一个心脏病研究所里，研究人员曾对 20 ~ 30 岁的健康男子做了一个观察缺乏锻炼对身体影响的实验。他们让 20 个人昼夜躺在床上不动，每天只能在床上专门设置的器械上运动 4 次，当进行到第 5 天时，这 20 个人就纷纷诉说背部肌肉酸痛、食欲缺乏，有的还出现了便秘，待到 20 个漫长的昼夜过去后，他们的肌肉都出现了萎缩，肌力也极度衰退，有不少人一从床上站起来就头晕眼花、心跳加速、脉搏微弱，血液也下降到危险程度，更有甚者，竟处于昏厥状态。这些人同实验前相比，心脏功能平均下降 70%，起床后，他们连上楼这样最简单的活动都无法单独完成。据专家讲，有规律的运动可通过降低血小板黏附与聚集，改变自主神经功能，尤其是增加迷走神经反射而预防心肌缺血诱发的心室颤动和猝死，故而，规律的运动可以增强心脏功能，并起到降低心血管病的发病率和死亡率的功效。但对于心脏病患者，务必要防止剧烈的运动。对上了年纪的人来说，要选择一些动作较缓慢或有节奏的运动，像太极拳、慢跑、各种健身操、散步等。

（6）运动调节心理，使人精力充沛，精神愉快

居住在这个“嘈杂”的环境中，不少人都会有失眠、多病、悲观失望、焦虑等不良反应，而出现这种情况跟肌肉紧张是分不开的。精神心理学专家证实，不愉快的情绪通常和骨骼肌肉及内脏肌

肉绷紧的现象同时发作，这也恰巧证实了美国著名医生怀特所言的“运动是世界上最好的安定剂”。进行体育锻炼可促进脑血液循环，改善大脑细胞的氧气和营养供给，延缓中枢神经细胞的衰老速度，提高其工作效率，尤其是从事轻松的、自己有兴趣的运动项目，可以缓和神经肌肉的紧张，达到放松镇定的效果，继而使人产生一种非常美妙的情感体验，心情愉悦、精神愉快。运动对情绪抑郁、失眠、高血压等有很好的治疗效果，另外，运动还能调整人们某些不健康心理和不良情绪，使人精力充沛、精神饱满。心情不好、情绪低落的时候，切记不要常以吃药、吸烟、喝酒来消解，这非但解除不了烦恼，反而有可能会引起药物中毒或烟酒中毒，对身体健康产生不良的影响。

运动对人们的益处说不完道不尽，虽然每个人的体质与健康状况是千差万别的，但有一点是没有区别的，即生命在于运动。

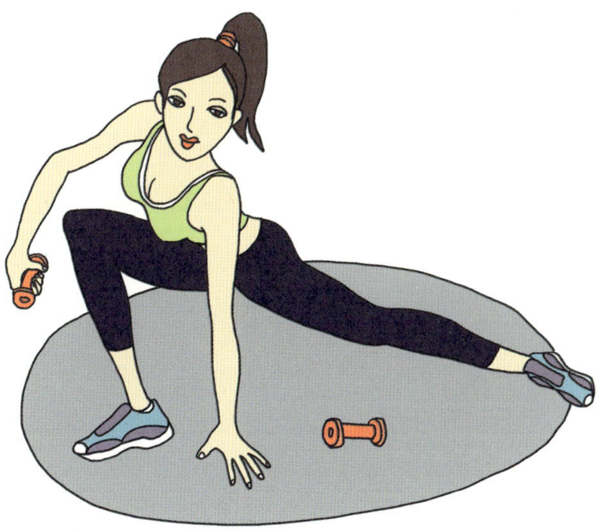

2 如何进行科学运动

常言道：生命在于运动。运动早已成为人们强身健体、延年益寿的主要途径，因为人们在日常生活中都能体会到运动对于延缓衰老、防治疾病、提高机体免疫力、增进健康的作用。相关研究资料证实，经常保持运动的人，不管是细胞免疫功能还是体液免疫功能都好过常人，故而说，运动是生命的需要。运动不只是简简单单的蹦蹦跳跳，它是一种必须讲求科学的身体活动，盲目蛮干只会导致事与愿违，科学锻炼才是安全有效的。

科学运动被大家称为最好的“生长信息”。倘若能遵循全面、循序渐进、持之以恒的原则，坚持进行一定强度的运动锻炼，不仅可以令肌肉、关节、神经系统、血液系统、免疫系统、内分泌系统、解毒和排泄系统等人体机能都“动”起来，并且在“动”的过程中，一些组织和细胞还可能释放并传递出一种“生长的信息”，令机体永远处在一种“欣欣向荣、生命旺盛”的状态中。

对于科学锻炼，有如下几点基本的要求：

(1) 运动应持之以恒

在每天的生活中，我们都要把运动锻炼作为自己延续生命的一部分，就好比吃饭、喝水、睡觉一样不可或缺。每天应持续运动不少于30分钟，并且最好是把运动时间放在傍晚的5~6点。清晨也可以运动，只是量一定要小，而且要在适宜的天气情况下进行锻炼。

（2）运动需要精力和耐心

运动锻炼需要有充沛的精力、持之以恒的耐心才会有效果，不然很难从中受益，另外需要说明的是，有氧运动的效果更好。

（3）时常加强肌肉锻炼

需要保持每周至少两次加强肌肉运动和活动。

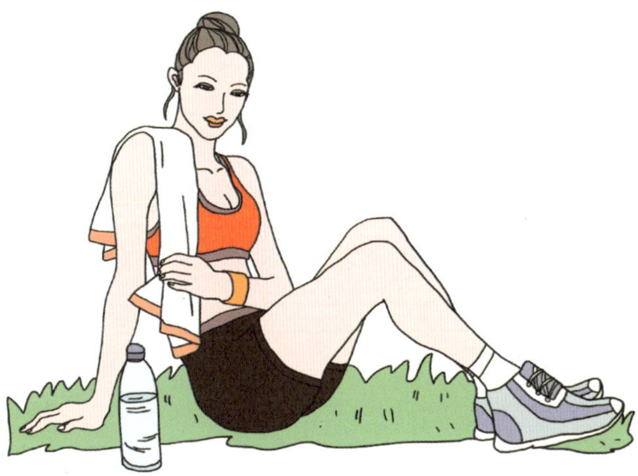

（4）运动后摄入足够营养素

在每次运动前后，都要摄入足够的营养素，以补充运动消耗掉的能量。

（5）适度原则

无论做什么，都要讲究“适度原则”，运动当然也是如此，因为运动过量，非但不会对身体产生帮助，反而会使身体受到不同程度的伤害。

每个人都想拥有健康的身体，因为健康是人类生存发展的资本和财富，是人生活质量的保证，拥有健康才能得到真正的幸福。随着社会的发展，人们认为通往健康的路有千条万条，可以任我们挑选，可其中最重要的一条康庄大道就是科学运动。所谓科学运动，就是适合自己并有效的运动，只有不断地学习、探索和实践，才能在科学运动中收获无穷的乐趣，并赢得健康。

3 健身运动的几个需要关注的误区

误区一：运动强度越大，减肥效果越好。

研究证实，人体内脂肪的减少取决于锻炼的时间，而不是锻炼的强度，因为各种锻炼在初始时，首先消耗的是身体里的葡萄糖，糖消耗后才开始消耗脂肪。进行剧烈运动的人，在消耗糖后大多已经筋疲力尽，不容易再继续坚持，因而脂肪消耗不多，达不到减肥的目的。只有较舒缓而平稳的持久运动，如慢跑、走路等，才可以消耗更多的热量，实现减肥的目的。

误区二：运动量越大越有益健康。

这种说法也不科学。有关研究资料证明，有益健康的运动范围很广泛，但运动强度较小的低强度运动对健康最有帮助。

误区三：晨练比暮练好。

事实上，早晨人的血液凝聚力高，血栓形成的危险性也相对增加，是心脏病的频发期。相反，黄昏是体育锻炼的最佳时间，因为人在黄昏时的心跳、血压最平稳，最适应运动时心跳、血压的改变；黄昏时，人的嗅觉、听觉、视觉、触觉十分敏感，人体应激能力是一日之中最强的，体内化解血栓的能力也达到最佳水平。因此，实际上，暮练比晨练好得多。

误区四：体育锻炼要克服身体的各种不适和痛楚。

这是一种非常危险的错误概念。倘若在运动中出现眩晕、心慌、胸痛、气短等症状，应立即停止运动，必要时还应尽快到医院进行诊断，尤其是老年人。

误区五：停止锻炼使人发胖。

在现实生活中，的确有些人在停止锻炼后发胖了，然而发胖的原因并非是停止了运动，而是停止运动后还在吃与运动时一样多的食物，使其从食物中摄取的热量大大超过了身体每天消耗的热量，因而造成肥胖。如果在停止锻炼后，随着热量消耗的减少，相应的减少热量的摄取，就不会发胖了。

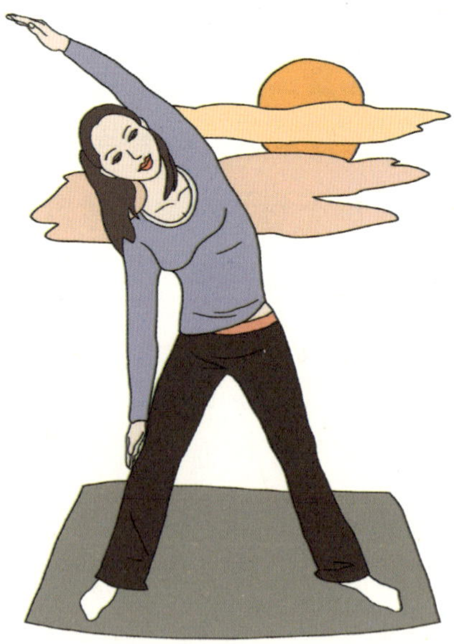

4 六种“最好”的运动

（1）最好的抗衰老运动——跑步

实验证明，坚持不懈地跑步能够调动体内抗氧化酶的积极性，从而起到抗衰老的作用。

（2）最好的减肥运动——滑雪、游泳

减肥运动以手脚并用为佳。倘若你正当壮年，也可以选择拳击、举重、爬山等活动，对消耗脂肪特别有效。

（3）最好的健美运动——体操

很多青年男女都追求健美，只有坚持不懈地进行健美操和体操等运动，加强平衡性及协调性，才能收到明显的效果。

（4）最好的健脑运动——弹跳

一切增氧运动都有健脑功能，其中以弹跳运动为佳，弹跳运动可促进血液循环，供给大脑充分的能量，还能起到舒经活络、健脑和温肺腑的功效。

（5）最好的防近视运动——打乒乓球

打乒乓球对于增强睫状肌的收缩功能大有裨益，恢复视力的功效很明显。因为打乒乓球时眼睛以乒乓球为目标，不停地远、近、上、下调节和活动，不停地使睫状肌放松和收缩，眼外肌也不停地伸缩，可以大大促进眼球组织的血液供应以及代谢，故而能行之有效地改善睫状肌的功能。

（6）最好的抗高血压运动——散步

高血压患者适合进行的运动有散步、骑自行车、游泳等，其中以散步为最佳，因为这些活动可通过肌肉的反复收缩，促进血管收缩与扩张，继而降低血压。

5 健身中的四个“最佳”是什么

（1）健康锻炼的最佳时间

最佳锻炼时间因人而异，人们完全可以根据自己的生活规律、生物钟和工作性质，培养出每天最佳的运动时间。

（2）运动减肥的最佳时间

运动减肥的最佳时间是吃饭前。饭前运动可提高体内代谢率，运动停止后，代谢率仍处于较高水平，继续消耗体内的能量，因此可动员更多的脂肪。另外，饭前运动还能降低糖的储量，使其不易转化为脂肪。当然，运动强度以中等为宜，时间不可少于30分钟，否则达不到预期的效果。

（3）改善体形的最佳时期

体型塑造过程中一定要抓住“最佳时间”，改善体型的最佳时期是13～22岁。从人体发育的规律和过程来看，这个时期进行改善体型的锻炼，能获得事半功倍的效果。

（4）预防衰老的最佳年龄

预防衰老不是四五十岁以后的事情，因为女性到28岁、男性到32岁，生长发育就已经完成，并开始衰老。

女性35岁、男性40岁时，不仅内脏机能衰退开始明显，外形变化也较大。然而，通过体育锻炼和合理的饮食，可以预防和延缓衰老。健康专家建议，防老抗衰的工作要从20岁开始做起。

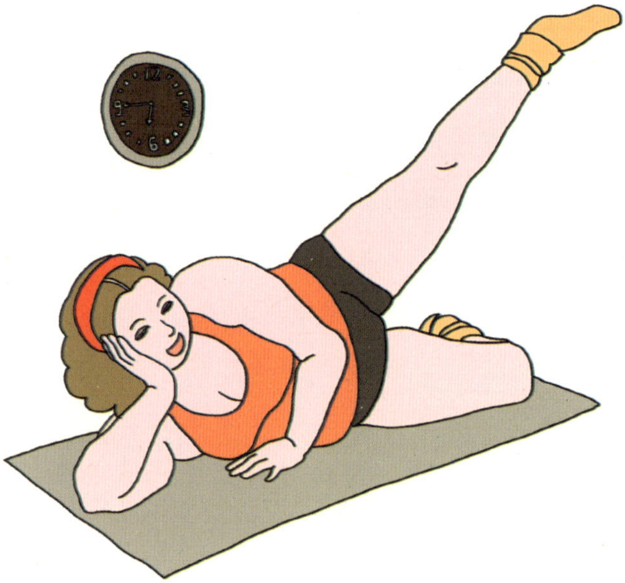

6 晨练要注意什么

（1）睡眠要充足

高质量的睡眠有利于忘却忧虑、缓解疲劳，从精神到身体彻底放松。睡眠不足，晨练的效果会变差。

（2）早起要规律

健康和生活习惯息息相关，晨起不要恋床，稍微清醒片刻便起床，并开窗通通风，使屋内空气得以流通。

（3）洗漱要认真

清晨洗漱要使用温水，并用干毛巾将皮肤擦干，以促进面部、鼻部的血液循环。

（4）装束要利索

晨练的装束应以宽松、简洁、舒适、合身为标准，不宜太紧、太繁琐。

（5）温开水要先喝

经过一夜的熟睡，体内大量的水分被消耗掉，温开水能够及时补充水分，还可以清喉祛痰。

（6）同练人要少

一起晨跑、练功的人不宜过多，通常以2～3人为宜，以免分散注意力，或因讲话而吸入过多的冷空气。

（7）运动要适量

运动通常要由慢到快、由轻到重、由内而外，要依照个人体质、情绪的好坏来选择适宜的运动。

（8）早餐要吃好

一日三餐，早餐尤为重要，晨练后要适当吃些营养丰富的食物，不要吃过量、过冷、过油的食物。一顿适宜的早餐，能够保持一整天的旺盛精力。

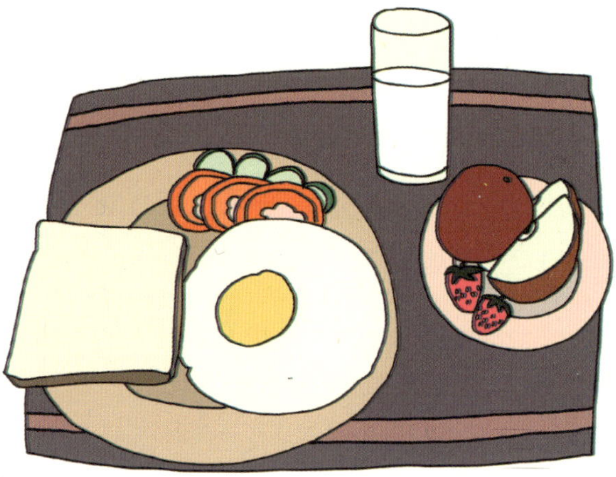

7 每天运动多少最合适

《中国成人身体活动指南 2011》中提出以下 5 项建议：

①每日进行 6000 ~ 10000 步适量身体活动。

②经常进行中等强度的有氧运动。

③积极参加各种体育和娱乐活动。

④维持和提高肌肉关节功能。

⑤日常生活“少静多动”。

身体活动定义为增加能量消耗的肌肉活动，强调大肌群参与、能量消耗明显增加的活动。

8 剧烈运动后的六不可

大家都知道生命在于运动，也知道运动要讲科学，但是剧烈运动后的注意事项，恐怕就并非人人皆知了。下面就讲解一些这方面的小常识：

（1）不宜马上停下来休息

心跳会随着人的剧烈运动而加速，使肌肉充血，同时血液流动加快并且多集中在肢体肌肉中，此时肌肉节律性的收缩还会挤压到小静脉，使得血液很快地流回心脏。倘若在这个时候停下来休息，肌肉有节律的收缩也会随之停止，而之前运动时流进肌肉的大量血液也会由于运动的突然停止而无法通过肌肉收缩重新流回心脏，继而导致血压降低、心慌气短、头晕眼花、恶心、呕吐，甚至休克等症状。因此，在做剧烈运动后，千万不要立刻停下来，而应继续做一些运动量不是太大的小动作或者慢慢减速，等到呼吸和心跳基本上恢复正常时再停下来休息。

（2）不宜马上吸烟、喝酒

剧烈运动之后，人的身体机能处在高水平的状态，倘若在这时吸烟或者喝酒，会受到比平时吸烟、喝酒更大的伤害。

（3）不宜立即吃饭

剧烈运动时，集中在消化器官的血液量少，消化吸收能力会变得比平时差，而运动后，消化吸收功能也需要经过一段时间的调整方可逐渐恢复正常。故而在剧烈运动后，不要急着吃饭，不然不仅尝不出饭菜的香味，食物中的营养也难以吸收，甚至还会对身体造成伤害。

（4）不宜暴饮

口渴在剧烈运动中时常发生，但是在这个时候，千万不要暴饮，有的人在剧烈运动之后暴饮热水或者其他饮料，造成体内一些生理机能发生暂时性的紊乱，甚至表现出心力衰竭、细胞破裂、心闷腹胀等症状，继而引起感冒、腹痛或其他疾病。故而，在做过运动后，不可急着饮水，更不可过量、过快地喝冷饮。

（5）不宜马上洗澡、游泳、吹风或者用空调

有人在剧烈运动之后，马上就用电风扇吹风，进入空调室或在阴凉风口处乘凉，却不知道在剧烈运动后，为方便散热，皮肤表面会出现血管扩张、汗孔张大的反应，倘若在这个时候洗澡或者吹冷风，会带走人体更多的热量，皮肤温度也会骤降，同时，神经系统的反射活动会造成上呼吸道血管收缩，降低局部抗病能力，从而导致大量细菌、病毒在体内繁殖，引发感冒、伤风和气管炎等疾病。故而，剧烈运动后务必要休息一会儿，等生理机能恢复正常，不出汗了，再洗浴、游泳、吹风。

（6）不宜吃过多的糖

剧烈运动后，有的人总习惯吃些含糖量很高的食物，他们认为，运动后多吃甜食能补充体力，对人体有益，却不知道运动后吃

过多的甜食非但对人体没什么好处，反倒会影响体力的恢复。原因在于，运动后吃糖会使体内的维生素 B 被大量消耗掉，使人产生疲乏、食欲缺乏等症状。总而言之，剧烈运动后尽量勿吃糖，最好是选择吃一些富含维生素 B 的食物。

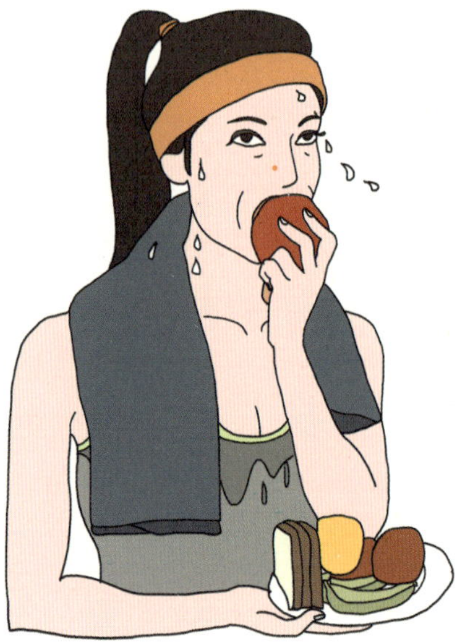

9 如何“走”进健康

世界上最好的简单运动即步行。走路对于人体来说，可谓是好处多多，不但可以活动关节、舒活筋骨、促进新陈代谢、安定神经系统、锻炼腿肌，还能使大脑皮层得到锻炼，使脑细胞更加活跃。步行其实就是一种对脚掌的按摩，这种按摩方法可以达到促进血液循环、疏通经络的效果，此外，它还可以提高肺的呼吸量、增强肺功能，促进肠胃蠕动，从而增强人体对食物的消化和对营养的吸收，增强免疫力。

走路时一定要注意以下细节，方能“走”进健康：

（1）选择最佳的走路时间

一般而言，走路的最好季节应该是冬春两季，最合适的时间是早晨5：00～6：00，傍晚6：00～7：00。

（2）走路的正确姿势

走路时也得注意姿势，要挺胸、抿嘴、抬头、直视前方。双手要随着身体有节奏地摆动，步伐要沉稳有力并尽量舒缓，把上身的气都压下去。另外，我们也可以偶尔尝试着走退步，但走路时要注意挺直腰胸、目视自己的脚尖，脚不要提得过高，更不宜走得过快，特别是中老年人、体胖的人或是趋向发胖的人。走路对那些用脑过多、想象力十分丰富的人来说更有益处。

（3）走路要注意场所

其实走路并没有什么专门的场所，可还是要尽量选择没有灰尘、车辆少、噪声不是太大的地方。

（4）走路时应掌握“三、五、七”原则

①“三”是说每天步行约 3 公里，时间要尽量在 30 分钟以上。

②“五”是说每周要坚持 5 次以上的运动。

③“七”是指运动量属中等强度的人运动后的心率加年龄大概在 170 左右。身体素质本来就很好或有运动基础者，年龄与心率之和通常可达到 190 左右，但身体素质较差者，年龄与心率加起来只能达到大约 150，不然有可能会导致无氧代谢，从而出现不良反应或意外。

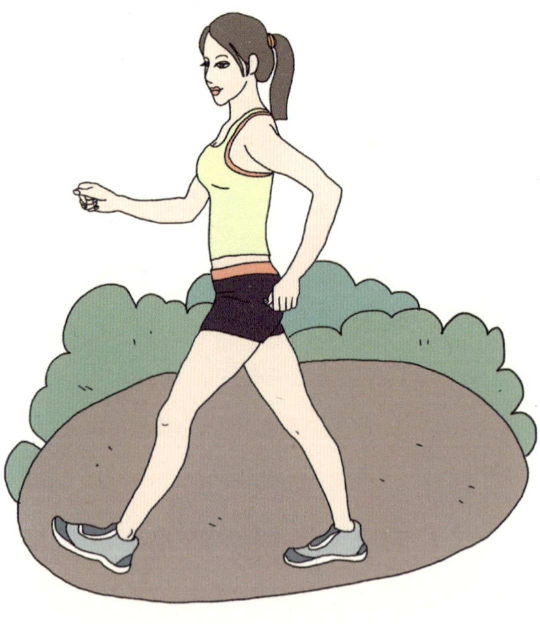

10 走路究竟有哪些好处

有六条经脉及众多穴位在人的双脚交错汇集，因此脚是人体的健康之本，人在行走过程中，会刺激到双脚的经脉和穴位，因此，走路不仅能健身，还可以健脑。事实上，行走是我们大家都十分熟悉的一种运动方式，而且还是亘古不变、永不淘汰的健身方法，古人就称步行是“运动之王”、“百练之祖”。那么，走路究竟有哪些好处呢?

（1）增强心脏功能

行走可以增强心脏功能。人在轻快地行走时，心脏的跳动可以变得更加均匀有力，能给肌肉输送更多的氧及营养物质；可以降低血压，进而减少动脉压力；能够增加血液中高密度脂蛋白胆固醇的含量，还能使血液不那么黏稠，缓解结块的危险。故而说，行走可以使心脏病的发作概率降低一半。

（2）有益于关节、肌肉及骨骼

行走可以让我们的关节柔韧、灵活，肌肉结实而富有弹性，而且还能提高骨骼密度。由于行走全面运动了全身的关节，包括肩部、胳膊、背部、腹部、腿部和臀部的肌群，因此不但能抵制关节疼痛，锻炼人体的主要肌肉，还可以使关节更加灵活，不致受伤，身体也会变得更加协调。快步行走，还可以使钙深入骨质，预防骨质疏松，行走量大的人骨质密度比运动较少的人的骨质密度大一倍左右。

（3）天然镇静剂

各种压力都可通过行走得以缓解，此外，行走还能消除紧张情绪，使情绪平静下来，心情愉快起来。

（4）激发灵感

行走能激发灵感，更有助于我们进行创造性的思维活动。

（5）利于减肥

行走可以加快人体的新陈代谢，消耗多余的脂肪，故而说，行走是减肥的最佳方法。

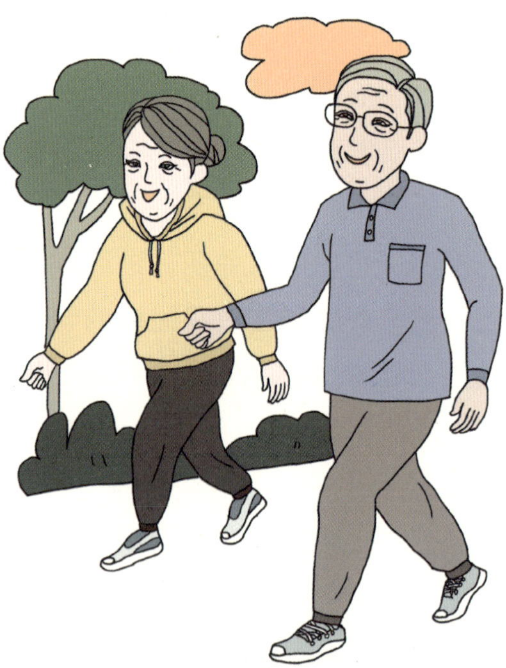

11 你听说过爬行锻炼法吗

人与动物最大的不同，就在于人用两条腿直立行走，而动物则是用四肢爬行。正是由于两条腿的直立行走，所以人体肌肉、关节的活动幅度减小了，心肺功能也相应减弱，而竖脊肌作为维持人体直立的重要肌肉，每天都处在相对紧张的状态，日子长了难免容易出现功能退化。因此，人类除大脑外的机体功能都相对地降低了，尤其是脊椎体的功能，更是面临严峻的挑战。由此可见，爬行对脊柱疾病有不错的预防功能，故而，现在国外有一种新的防治脊椎病的方法——爬行疗法。

（1）普通爬行法

选择一个比较空的场地，倘若能够在绿茸茸的草地上进行，效果将会更加显著。先做一些基本的准备活动，然后按照自己的身体状况，爬行一段时间，要切记，刚开始时运动量不宜过大，但可以逐渐加“量”，可选择 2 分钟、4 分钟、8 分钟、10 分钟，直至半小时，不过，通常不要超过半个小时。该运动可以选择一次性完成，也可以选择分几次完成。另外需要注意的是，如果在地面杂质较多的场地爬行，应注意佩戴劳动保护手套来保护自己，免受伤害。

（2）擦地爬行法

因为人们现在还不能彻底接受“爬”出健康的观点，特别是碍于面子，愿意进行户外爬行锻炼的人非常少，即使愿意尝试，很多人也会因为害怕受到异样的眼光甚至讥笑而不能专心的进行锻炼。所以，另一种“爬行”锻炼法可能更受欢迎，现代人们的生活条件和环境都比以前好多了，家庭住宅的面积增大了不少，活动空间也随之相对增加，特别是现在家居地板的普及，让我们可以把用拖布拖地换成用抹布擦地。这种劳动，四肢着地、双手擦地，不但清洁、美化了居室环境，而且劳动时可减轻脊柱负担，对脊柱也能够起到一定的保护作用。同时，四肢着地时，呼吸也从胸式呼吸变成了腹式呼吸，大大增加了氧气的摄入量，使机体其他器官的功能也得以加强。

（3）爬行加蛙跳

爬行加蛙跳的方法实质上就是在爬行的时候模仿青蛙的跳动，因为该方法的运动量较大，所以刚开始跳动时，幅度要尽可能小一点，随后渐渐随着肌体功能的改善逐渐增加跳动的幅度与距离。

爬行疗法简便、经济、实用，适用人群也很广，不但可以有效地预防脊柱类疾病，还可以改善心、脑、肺等脏腑器官的功能，只要长期坚持，一定能够提高我们的生活质量，帮助我们永葆健康、延年益寿。

12 预防脊椎病的运动操

脊柱的健康与人体全身的健康有着十分重要的关系，倘若一个人的脊柱不好，不但会引发颈肩痛和腰背痛，还容易显得疲劳、精力衰退，甚至引发许多内科疾病。如今，随着人们生活和工作方式的改变，因对脊柱健康不重视而导致的身体疾病已经越来越普遍，为此，医学界的权威人士表示：应坚持做运动操，预防和治疗脊柱疾病。

（1）伸展运动

每天晨起，仰卧于床上，双臂上伸过头，分别向后、上两个方向伸展，伸展结束后，将身体慢慢地放松，继而将双脚伸展，足跟下伸，足背向膝方向屈，反复多练习几次。

（2）猫背运动

如猫一样趴跪着，低头，尽可能将身体放松，然后将后背拱起如弓状，拉伸到能忍受的限度为止。

（3）腹部运动

仰卧、屈膝、双足落地，再缓缓将双肩同时抬高，直到双手能触到膝盖，保持5秒钟，再恢复到原位，重复做5次以上。

（4）转颈运动

双脚落地坐于椅上，将头向左转或向右转，目光注视着同侧的肩部，反复做5次。当然也可以采用同样的方法，颈前屈，下颌尽量向胸前靠，然后复原，仰头，尽量向后，每个动作分别做5次。

（5）仰卧运动

双脚放于地面且弯曲双膝，双手放在脑后，收缩腹肌，保持此姿势5秒后再慢慢放松。

（6）扩胸运动

面对墙角站立，双脚与肩同宽，双手平肩支在两面墙上，深呼吸，双肩向前并伸展头和上背，坚持5秒钟，恢复原位，反复5次。

（7）引身舒脊操

身体仰卧于床上，双手重叠，托住后颈枕部，双腿屈曲，双脚跟尽量向臀部靠近，臀部轻微抬起，离开床面，双腿同时用力，把双膝向下按压，脚部向上蹬，使身体受牵引力而下移。依照身体情况的不同，也可以先做单腿牵引法，左右侧各牵拉3～5次后，再进行双腿牵引，牵拉3～5次结束。

脊柱病患者做这个保健操的时候不可以用力过猛，并且最好养成每天坚持做2次的习惯，让它成为生活中的一个环节。这种方法有利于脊柱旁肌肉及韧带保持良好的状态，对颈椎、腰椎疾病有很好的防治功效，长期坚持还具有强身、抗衰老的功能。

13 运动减肥有哪些原则

（1）运动强度——有氧运动

糖、脂肪和蛋白质能够为有氧运动提供能量，它们在氧的参与下分解二氧化碳和水，同时释放大量能量，以供肌肉活动之需。由于脂肪代谢的特点必须是有氧代谢，因此减肥必须要做有氧运动。

有氧运动需要有充足的氧气供应肌肉运动，这就要求运动强度不能过大，一般脉搏跳动要小于150次/分钟，否则就属于无氧供能了。

（2）运动方式——全身动态运动

全身动态运动可以很好地锻炼体力和耐力，如骑自行车、跳舞、慢跑、上下楼梯、爬坡、各种球类运动、体操、跳绳、游泳和水中步行等。这些运动适合不同群体，肥胖人士更适合骑自行车和游泳。

要减肥，就要消耗大量脂肪，而脂肪的消耗需要大量的氧气和足够的运动时间，因此，要达到减肥的目的，有氧运动是最佳的选择，对不熟悉运动的肥胖人士来说，最好的减肥运动便是走路。

（3）运动时间——至少 30 分钟

有些人虽然每天也会参加一些减肥锻炼，但是却很怕累，因而每次锻炼的时间都很短。每次锻炼十几分钟后，稍觉得有一点点累就休息，以致减肥效果并不明显。科学研究证实，在运动开始后的前 20 分钟之内，人体还没有开始消耗脂肪，只有在运动 20 分钟之后，人体才开始动用脂肪供给能量，即开始消耗脂肪，因此，进行减肥锻炼，每次至少要进行 30 分钟。

（4）运动次数——以每周 3 ~4 次为宜

运动要有持之以恒的精神，但每次不要强度过大，适当的运动可使锻炼者不至于对运动产生厌恶或害怕的心理而放弃运动。运动次数以每周 3 ~4 次为宜，最少也要 2 次。

（5）运动最佳时间——晚饭前 2 小时

在合适的时间进行运动才会更有效果。由于机体生物节律的周期性变化，参加同样的运动，下午与晚间比上午可多消耗 20% 的能量，故晚餐前 2 小时进行运动更能有效地消耗脂肪。

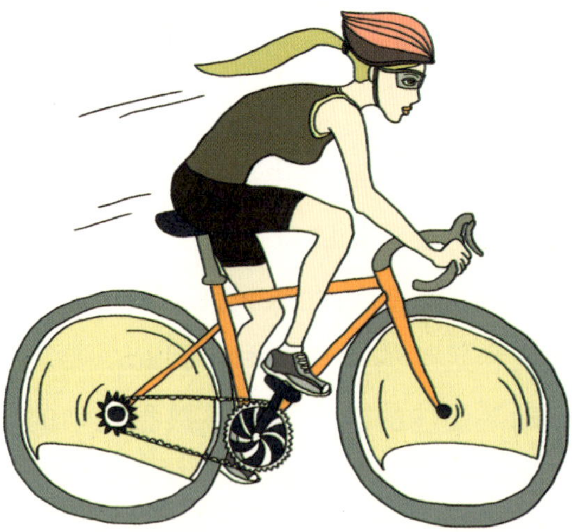

14 哪些情况易发生抽筋

运动中常出现抽筋的现象，特别是在游泳、打球时。医生建议，预防抽筋除了要做好充足的热身准备外，还应补充足够的水分及电解质（喝运动饮料），并保持有规律的运动习惯。

那么，哪些情况易发生抽筋呢?

（1）肌肉突然遇冷而产生疲劳

运动过后，大量汗水被排出体外，会带走身体中大部分热量，从而导致体温大幅下降，此时用力运动容易引起抽筋。

（2）游泳前热身活动做得不够

在游泳时，身体容易受到寒冷的刺激，易引起抽筋。为防止抽筋，必须做好热身准备，并让身体逐步适应水温。

（3）洗澡时发生钾钠失衡

洗澡时容易大量出汗，如果大量流汗后喝水，容易造成体内钾钠的不平衡，进而引起抽筋。在生理平衡上，钾是收缩，而钠是放松，如果身体缺钠，肌肉只有收缩而不放松，便会引起抽筋。

（4）运动过度

频繁做移动、跳跃等动作易导致人们发生抽筋的情况，当身体出现抽筋现象时，说明需要进行适当的休息甚至治疗，千万不要再继续运动，以免造成肌肉过度损伤。

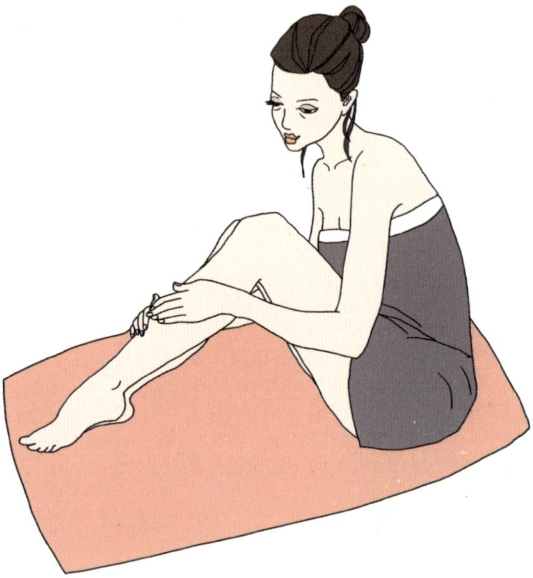

15 运动中抽筋怎么办

当腿肚抽筋时，应马上停止运动，并将抽筋的腿部伸直（勿让膝盖弯曲），将脚板往自己身体方向压，然后想办法让腿部肌肉放松，并用双手按摩抽筋部位。如果自己怕痛，可以请别人代劳，应注意的是，按摩中出现疼痛感才会有效果。还可以用双手撑住墙壁，脚跟不离地，以便拉伸小腿，持续几分钟后，再放松，并按摩腿部肌肉。

当手臂抽筋时，自己轻轻拉直即可。

当腹部抽筋时，轻轻把腹部垫高，拉直腹肌。

当大腿抽筋时，最简单的方法就是蹲下或扶膝将腿向后方弯曲，拉直大腿筋。

防止抽筋的方法可简单概括为：

①在运动前做热身操，加强“拉筋”的动作。

②运动当中，保持水分和盐分充足，使体内钾钠平衡。

③运动要适当且循序渐进地进行。

16 运动损伤如何处理

年轻人经常参加体育运动，运动损伤在所难免，只要及时处理，并不会造成严重后果，但有些年轻人常常因缺乏一定的训练知识和运动损伤后的处理常识造成一些不必要的伤害，下面我们就来介绍下常见运动损伤的处理方法。

（1）擦伤

擦伤指皮肤表皮受伤。如果擦伤部位较浅，只需涂点红药水即可；如果擦伤创面较脏或有渗血，一定要先用生理盐水清洗，再涂上红药水或紫药水。创面较脏时，要清洁彻底，否则有引发破伤风的危险。

（2）肌肉拉伤

肌肉拉伤由肌纤维受损导致，主要由运动过度或热身不足造成，可根据疼痛程度判断受伤的轻重，一旦出现痛感，应立即停止运动，冷敷 30 分钟，以使毛细血管收缩，减少局部充血、水肿。需注意的是，肌肉拉伤后，切忌揉搓及 24 小时内热敷。

（3）挫伤

挫伤因身体受钝器打击而导致。轻度损伤不需要特殊处理，可冷敷24小时，用活血化淤酊剂缓解，局部可贴伤湿止痛膏。伤后第一天冷敷，第二天热敷，七天后即可伤愈。较重的挫伤可用云南白药加白酒调敷伤处并包扎，两天换1次药，同时进行理疗。

（4）扭伤

扭伤是指关节部位因突然扭转而伤着关节外的韧带及肌腱，多发生在踝关节、膝关节、腕关节及腰部，不同部位须采用不同的治疗方法。

腰部扭伤时，应仰卧在垫得较厚的床上，腰下垫一个枕头，先冷敷，后热敷。

关节（踝关节、膝关节、腕关节）扭伤时，应将扭伤部位垫高，先冷敷2～3天后再热敷。如果扭伤部位肿胀、皮肤青紫和疼痛，可用加热后的陈醋敷伤，每天2～3次，每次10分钟。

（5）脱臼

脱臼即关节脱位。脱臼时，必须停止运动，且不可揉搓脱臼部位。如果脱臼部位在肩部，须用三角巾将前臂和肘部固定好，同时肘部成直角，挂在颈上，再用一条宽带缠过胸部，在对侧胸部作结；如果脱臼部位在髋部，需要将患者放在软床上就医。

（6）骨折

骨折通常可分为2种：一种是皮肤不破，看不见伤口，断骨并不与外界沟通，称为闭合性骨折；另一种是骨头的尖端穿过皮肤，伤口外显，称为开放性骨折。对开放性骨折，不可用手回纳，以免引起骨髓炎，应先用消毒纱布进行简单处理，再用平木板固定，送进医院包扎。

骨折后肢体不可轻易移动，可找木板、塑料板等将肢体骨折部位的上下两个关节固定起来。依据骨折部位的不同，须进行不同的处理，骨折在上肢者，可屈曲肘关节固定于躯干上；骨折在下肢者，可伸直腿足，固定于对侧的肢体上。若脊柱发生骨折，须平卧在门板或者担架上，躯干四周用衣服、被单等垫好，以免伤者脊髓受到损伤或发生截瘫。对因骨折昏迷者，应保持其身体仰卧，头朝一侧，以免呕吐时将呕吐物吸入肺内。怀疑颈椎骨折时，须保持患者头颈部固定不动，使其不会在送往医院的途中发生晃动。

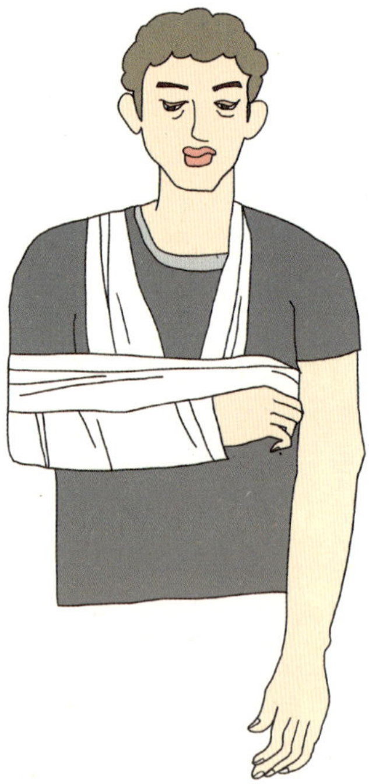

17 如何消除腿部疲劳

我们在生活中常常忽视双腿的感受，或让它长时间站立，或让它极少有锻炼机会，或使它营养失衡等，直到出现一系列症状，如沉重、疼痛、发麻、蜂窝织炎等，我们才突然意识到，原来任劳任怨的双腿也会因不满而“投诉”。下面，我们简单介绍几种消除双腿疲劳的方法。

（1）传统按摩法

这种方法已经自成体系，效果明显。

操作方法：顺着淋巴管进行按压，对淋巴结和血管汇集处进行重点按摩。除不适的部位外，对离其较远的部位也要进行按摩，经过按摩，达到消除水肿和沉重感的效果。初次接受治疗时，每周需按摩1～2次，此后每月1次即可。

（2）气压疗法

这种疗法能够令人感到舒适、消除肿胀，使用时可配合人工按摩。

操作方法：穿上长至髋部的充气长靴子，平躺，放松身体，然后从脚踝到大腿上部进行20～30分钟的气压引流治疗。此种疗法有助于疏通淋巴系统、改善静脉回流，每周治疗 1 次，共需 5 ~6 次。

（3）水中体操

借助水的自然压力，有效地解除腿部不适。

操作方法：依据教练指导，或空手或持浮板进行水中训练，其中包括韵律、速度及重复练习等多个项目。此种疗法能增强腿部肌肉的弹性，促进血液循环。每周锻炼 2 ~4 节课的时间，第一节课后，腿部的笨重感便会有所减轻。

（4）热水疗法

腿部不适、血液循环不畅的患者，除了去医院就诊、接受治疗外，到矿泉水疗养区去疗养也是一个非常不错的选择。但疗养水温不宜过热，慎防烫伤。

热水能够引导淋巴管和静脉系统循环，增强静脉及毛细血管的弹性，每天可进行 4 次不同的治疗：空气浴（气泡按摩）、水压按摩（水泡按摩浴）、淋浴和游泳，辅之以人工淋巴管引流及步行。

第三章

生活起居与养生

1 养心比养身更重要

只有当我们的“心”养好了，身体才会随之平安、长寿，亦只有将静心、平心、清心等当做一种人生美德去对待时，我们才能真正做到养心、修性，从而达到养生的目的。

中国传统养生之法中，精神食粮重于物质营养，情绪锻炼优于身体锻炼，心态平衡高于生理平衡。所以，自古就有养生名言“养身必先养心”流传千年，且深入人心。

养心之道的关键即为养性，培养自己高尚的道德品质、跳出以自我为中心的人生观、淡泊对名利的追逐。

心性修炼既成，便需要一个载体将其维持，这个载体便是心境。如若说良好的心性犹如一颗灵丹妙药，那心境便是炼制并承载这颗药丸的炼丹炉。若是没有一个好的心境，那心性的修炼便只能是雾里看花、水中望月了。究竟如何才能为自己营造一个良好的心境呢?

（1）多微笑

微笑是放松心情的极好方法，常常保持微笑，不但能使人忘却忧愁、摆脱烦恼，也能使人心情好转、振奋精神。不单如此，当我们逐渐养成微笑的好习惯后，就会感觉内心充满了喜悦，充满了自信。

（2）常常想象美好的景象

美好的自然景象能令人身心愉悦，将烦恼一扫而光。当我们无法直接置身于美好的自然景象中时，不妨采取空间想象法，让我们的心灵飞越时空，与大自然心神交融。古有高僧云：“静神养气。”当我们将心神置于美好的景象中之时，生活中不快的情绪都会随之消失。

（3）多听健康音乐

一曲健康的乐曲能调节人的情绪，陶冶人的情操，培养人的意志。当我们心情不佳、情绪低沉时，选择适当的音乐欣赏，不但能使不良情绪得到抑制，更能使我们的精神随之振奋，心情大为好转。

（4）不无端怀疑生病

疾病似乎与人心意相通，如若我们将它遗忘，它也极少来打搅我们的身体，而当我们无端担心害怕它时，它却偏偏找上门来。老年人若想驱逐疾病，便要让自己在心中牢记健康二字，相信自己的身体，相信自己能够抵抗疾病。

（5）不要恐惧衰老

我们虽无法改变生理年龄，但心理年轻却是可以自己做主的，当我们相信自己的心理年龄只有20岁时，心态便会年轻许多，心情愉悦了，生理方面的调节也会顺畅许多，自然也就达到了延缓衰老的效果。

（6）不要惦记烦恼的事情

烦恼由心而生，杂乱烦躁的情绪会干扰我们修养身心。当我们遇见烦心之事时，将它牢记心中是没有丝毫益处的，但若将它抛之心外，坦然寻找解决问题的方式，反倒有助于我们修炼心神。

（7）静心顺气

只有静心，方能保持平和的心境，而唯有拥有平和的心境，才能让我们看见生活更加美好的一面。老年人切忌心乱，心乱伤神，一旦心神全乱，气息便会紊乱不顺，身体机能也会迅速下降，易导致疾病乘虚而入。

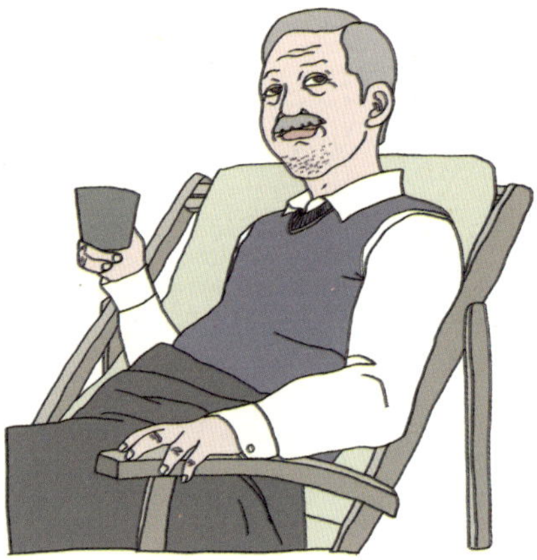

（8）善心养神

神是精气之魂，养神，其实就是一个不断净化自己的过程。当我们向他人施予善心之时，同时也修炼了我们的心神，让我们不受不良心态的影响。

（9）清心养德

生活中能使我们动心的名利之事数不胜数，如若我们没有一颗清净之心，难免被这些外物所影响。养心贵在养德，当我们面对物欲横流的社会时，德高方能心静，而只有清心才能抵制名利之事对我们的干扰、诱惑，还我们的心灵一片宁静。

2 如何保持年轻的心态

进入老年，人都希望自己有个健康的身体，以求欢度晚年，但往往事与愿违，进入老年，人身体的各个系统都会逐渐老化，抵御疾病的能力相对减弱，衰老是难以避免的，此时，除了要注意养生保健，尽量延缓身体机能的衰老以外，更重要的是要学会进行自我调节，虽然身体不再年轻，但却可以保持年轻的心态，充满朝气。

人老并不可怕，怕的是人老心也老。让自己年轻起来的方法其实很简单，只要多微笑、看轻名和利、认真积极地度过每一个美好的日子，年轻的状态就会重新回到自己身上。

（1）要不服老、不惧老

有了不畏老的思想，自然就可以延缓生理和心理上的老化，从而收到延缓衰老、益寿延年的功效。

渐渐老去是任谁也无法避免的自然规律，唯有勤养生、善养德、会养性，方能延缓衰老、延年益寿。畏老的思想和放弃修身养性的努力，只会加速自己的衰老，懂得这一辩证的道理，将有助于积极乐观情绪的培养，笑对人生。

此外，老年人还要树立保养的意识。要知道，人的心理和生理是相互关联的，经常从事适量的体育运动、重视饮食调养、保持乐观情绪、遵守科学的生活制度，不仅会获得心理上的年轻感，而且可以延缓机体的衰老。进入老年，依然要注意自己的穿着打扮，恰当的修饰不仅能带来活力，显得更加年轻，而且也有利于社交活动的发展。

（2）要老有所乐，老有所为

科学证明，在夕阳之年有所追求、有所收获，产生的“成功感”和“满足感”十分有益于长寿。老年人应在心理上忘却岁月，凭借自己人生阅历、经验知识，继续发挥“余热”，活得轻松、自在、充实、洒脱。

保持良好的情绪，心胸豁达，淡然处事，培养业余爱好，从中寻找乐趣。琴棋书画、种花养鸟，都是很好的选择。

（3）注意世情

俗话说“少年夫妻老来伴，恩爱夫妻多长寿”。越是年老越要珍惜、巩固爱情。对于老年人来说，老伴儿的地位是无人能取代的，因为生活在一起大半辈子的夫妻，往往是最了解彼此性情和起居方式的人。

人到老年，更应珍惜对配偶、对子孙的感情。和子女处理好关系，如果不能和子女住在一起，也要经常沟通感情，天伦之乐是最好的保健品。

“有朋自远方来，不亦乐乎”，许多老年人对这句话体会尤为深刻，人到老年，容易产生孤独感，应该多交朋友，常与老友聚会，使老年生活丰富多彩。

（4）时刻对生活充满希望

真正可怕的不是年龄的增大，而是希望的减少。每一天都是新生、每一天都值得期待的心理，才是让老年人永葆青春的秘诀。

过度的操心和烦恼，往往是促使生命衰老的加速剂。面对生活中的烦恼事，不必心绪不安，更不要处于郁闷状态，而要通过各种途径把坏情绪及时释放出来，时刻让自己保持一份好心情，方能青春永驻。

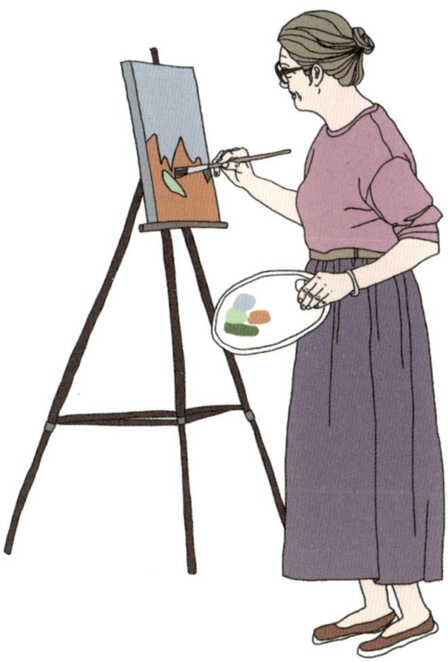

3 百岁老人有哪些养生共性

现代社会生活水平越来越高，养生保健观念越来越得到中老年人的认可，老年人的平均寿命也越来越长。据统计，中国老年人的平均寿命为 71 岁，某些国家或地区已达到 77 岁，因此我们坚信，只要坚持健康合理的生活方式，对于大多数人来说，活到百岁并不仅仅是一个梦想。

（1）养德

德指德行、品德、修养。长寿者，无不品德高尚，对社会、对工作、对家庭有责任感，敢于承担责任和义务。

（2）养性

养性即培养良好的性格、性情。百岁老人大多性格开朗、性情平和、很少生气、不发脾气，遇事心胸豁达，极少与人争执，为人厚道，不在小事上计较得失。

（3）享受亲情

家庭内部由血缘建立起来的代际关系和亲情关系变得越来越重要，这让老人充满归属感，物质上有保障，精神上有依傍，生活上有关照。因此，这种亲密的亲情关系会为老人提供心理上、生理上和精神上的满足感、幸福感，让老人对生命充满留恋和感激。

（4）自律

老年人生活上和行为上都需要自律。这种自律更多的是指养成良好的生活习惯和行为方式，如坚持锻炼身体、合理膳食、戒烟限酒等，事实说明，规律的生活、良好的习惯，对健康长寿大有益处。

（5）坚持活动

坚持活动包括体力上和脑力上的活动。养成勤劳的习惯，热爱劳动，积极思考，终生受益。许多热爱事业并认真付出的人，都会觉得人生最大的乐趣就是辛勤工作，只有工作，才不会感觉碌碌无为。人的新陈代谢旺盛，生命力就会强，而活动是促进新陈代谢的最好方式。因此，勤奋，勤于思考、爱动脑筋，是促使人长寿的重要因素。

（6）选择良好的环境

生活环境条件好、污染少也是长寿的重要因素之一。生活在山清水秀环境之中的人，往往比生活在环境污染严重城市中的人长寿很多。

另外，长寿和遗传有关，这已经在医学上得到了证实。

4 读书也是养生的好方法

好学不倦之人具有一种积极进取、奋发向上、有所作为的精神状态，这种精神状态对健康有利，对肌肉的组织细胞、组织器官也能起到一种良性的、有益的刺激作用。好学之人潜心读书、做学问，专心于事业之中，因而情绪稳定、心态平衡、气血平和，这都是有利于养生的因素。

经常给头脑以知识刺激，如阅读书报等，而且对这些知识进行主动摄取和记忆，才能不断保持头脑的灵敏性，切不可让头脑长期处于休息状态，一般来说，人在六七十岁时渐渐发生记忆力减退、意识呆滞、思维障碍等现象，而那些爱思考、爱学习、灵活运用脑子的老年人，思维却毫不逊色于有些年轻人。

好学不倦有利于发挥脑的潜能，现代医学显示，好学不倦的老人比其他同龄人脑萎缩程度轻得多，因为勤用脑的人脑血管多呈扩张状态，脑组织有足够的血液、营养供给，为延缓大脑衰老提供了物质基础。

人用脑时血液循环加快，体内的生物代谢旺盛，有益于兴奋细胞的激素、脑啡肽、酶、乙酰胆碱及脑内核糖核酸等活性物质增加，因此可以说大脑越用越发达，越用越灵活。

那些好学不倦的人，尽管年岁高达七八十岁，但思维仍和青年人一样敏捷，并保持着完整的认知能力。勤用脑可比喻为老年人精神思维上的慢跑锻炼，不仅能使脑神经细胞保持良好功能，而且能减慢脑血管的硬化速度，同时有助于听力、视力和反应能力的提高。

此外，好学不倦的人读书明理、胸襟开阔、不计较个人得失、心智清静、专心于学，能够达到“恬愉”境界，所谓“仁者寿长”，以上特质对身心健康大有裨益，也是长寿原因之一。

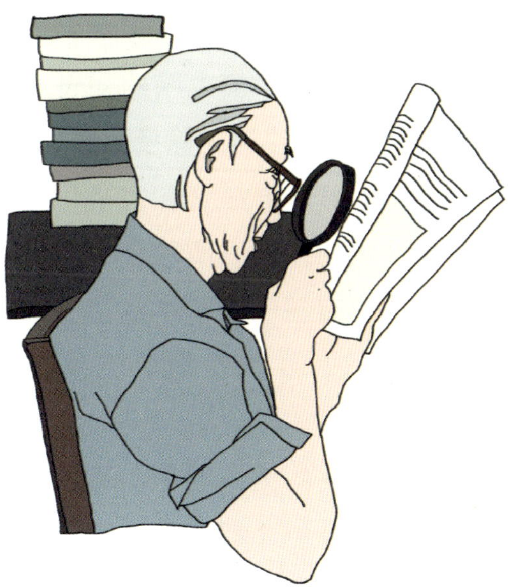

5 听音乐有助于养生吗

音乐养生是指通过欣赏各种不同音调、节奏、旋律的乐曲，调节情志、保全形神，以达到促进身心健康，防病延年的目的。

中医认为，音乐能抒发情怀，健康身心。若人体的气机不畅，往往使情志忧郁，产生身体上和心理上种种功能的失调，乃至器质性病变。而音乐，可以起到调节大脑神经功能的作用，使大脑的兴奋与抑制过程趋向平衡，促进消化功能，迅速消除疲劳感，保持身心健康。

此外，音乐可调养脏腑，宣通气血。不同音乐，对人的情绪有不同的作用。实验证明，音乐可调节大脑皮层，使体内一些有益于健康的激素、酶类、多肤、乙酞胆碱等数量增加，并广泛地影响神经、血管乃至心理活动。

音乐能为人类的健康服务，可以陶冶情操，使人从中获得力量，古今中外都有音乐疗疾之说。国外十分盛行音乐疗法，如勃凯里尼的A大调交响乐、贝多芬的第八交响乐适合情绪不稳定的时候听；李斯特的匈牙利狂想曲2号、西贝柳斯的交响乐《芬兰颂》适合精神抑郁的人听；贝多芬的钢琴奏鸣曲第七号、巴哈的小提琴D小调协奏曲适合高血压、肠胃功能紊乱的人听。

应用音乐养生，宜选择环境清静之处，排除各种干扰，使身体沉浸于音乐之中。播放音乐时，要注意音量的控制，不要制造噪音。

6 书法养生帮你调气、活血、安神

生命在于运动也在于静养，书法大家多有长寿老人。人体经过体力或脑力劳动后，很需要通过静养来调节机体的代谢状况，恢复正常的生理过程。

（1）书法能调气

气对于人体来说是很重要的，练书法先要把气放松。在开始书写的时候，要意在笔先，而后下笔，意到笔到，意不到笔不到，一个字的笔画，前后要以意贯通，才能把字写好。练书法是动静结合，对人体颇有益处。

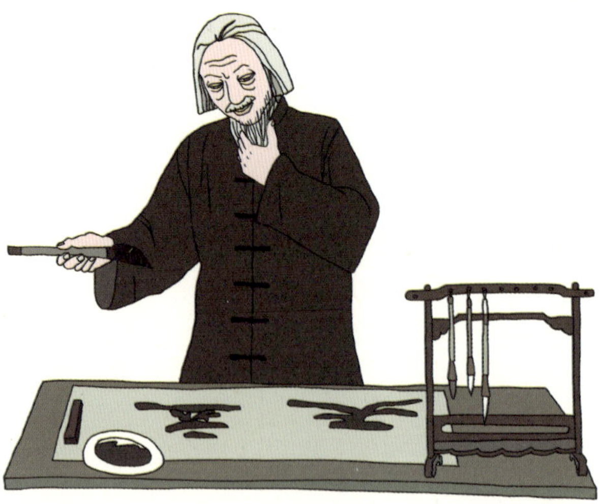

（2）书法可以活血

脉搏的跳动是有规律的，必须平稳才算正常，这和写字一致，运笔也要随着脉搏的跳动去动作。善写书法的人行笔住笔、一提一按都是有节奏的。

（3）书法可以安神

人的精神是很重要的，书法上说，有人写出字来有神韵，有人虽然字形完整，但有形而无神。人写字的时候，要全神贯注、聚精会神，因为一不注意就容易把字写错，这样写下去，精神自然会集中起来。

7 如何摆脱“亚健康”

摆脱亚健康，主要靠自己主动的预防，积极进行日常生活调节。

（1）主动休息

“主动休息”就是在还未疲乏时便时常让身体“充电”，这比连续工作、学习效果好，也不伤身体。具体来说，就是不要等饿得头晕眼花了才吃东西，按时进餐，及时补充能量，精力才旺盛；不要等到口渴了再喝水，水是生命之源，人体需要水的滋润，才能保持旺盛的生命力。

（2）均衡营养

没有任何一种食物能全面包含人体所需的营养，因此，既要吃肉类、喝牛奶，也要吃粗粮、杂粮、水果、蔬菜，倡导“杂食”，才符合科学合理的均衡营养观念。平时如能在调整膳食结构的同时注意补充维生素、微量元素，多方面满足人体需要，就能更扎实的奠定健康的基础。

另外，营养的摄入与机体消耗间的均衡也是保持身体健康的重要方面。每天的营养摄入量应根据自己的年龄、性别、劳动、活动等特点而定，如果每天摄入量都大于消耗量，多余的能量就会转变成脂肪沉积于血管壁上，使血管硬化，导致心血管病、糖尿病的发生，没有消化的蛋白质在肠道中易变成毒素，也是诱发癌症的原因之一，但如果消耗量大于摄入量，则会使人消瘦乏力、免疫力下降，也会导致许多疾病的发生。

（3）保障睡眠

俗话说“春困秋乏夏打盹，睡不醒的冬三月”，睡眠和每个人的身体健康密切相关。当人们处于睡眠状态中时，大脑和身体能够得到休息、休整和恢复，有助于日常的工作和学习。科学提高睡眠质量，是人们正常工作、学习的保障。部分工作造成的睡眠不足已成为影响健康最普遍且严重的问题，例如护士“三班倒”，应引起高度警觉。

（4）自我放松

人之所以感到疲劳，首先是情绪使身体紧张，因此，要学会及时释放压力，从紧张疲劳中解脱出来。工作学习中，要确立切实可行的目标，切忌期望值过高而导致的心理压力过大。人在社会中生存，难免有很多烦恼和曲折，必须学会积极应付各种挑战，通过心理调节维护心理平衡。

（5）培养情趣

兴趣爱好可以增加人的活力和情趣，使生活更加充实，例如，下棋、跳舞、画画等活动，不仅可以修身养性、陶冶情操，而且可作为一些心理疾病的辅助治疗。

（6）有氧运动

现代社会高度发达的物质文化生活使一些人经常在室内看电视、玩电脑，从而远离阳光和新鲜空气，缺乏适当的运动，长时间处于这种生活状态中，会出现萎靡不振、忧郁烦闷的反应，因此，每周应抽出一些时间，远离这些电子用品，到户外进行活动，呼吸新鲜空气，并在氧气充足的情况下进行体育锻炼。

常见的有氧运动包括：步行、快走、慢跑、竞走、滑冰、长距离游泳、骑自行车、打太极拳、跳健身舞、跳绳、做韵律操，以及球类运动，如篮球、足球等。

(7) 调整心情

不能一直处于高强度、快节奏的生活中，应劳逸结合、张弛有度，同时，因避免因为同事间的竞争和矛盾、生活中的琐事影响自己的情绪，有首《不生气歌》唱得好：“人生就像一场戏，因为有缘才相聚。为了小事发脾气，回头想想又何必。别人生气我不气，气出病来无人替。我若气死谁如意，况且伤神又费力……”

(8) 欣赏音乐

音乐可以表达情感，抒发情怀，引起人的共鸣，用特殊的语言形式，满足人们宣泄情绪、表达愿望的需求。情感的适当抒发对人的健康十分有利，音乐不仅可以表达情感，还能通过其旋律的起伏和节奏的强弱调节人的情志，令人心绪安宁、胸襟开阔、乐观豁达，正如音乐家冼星海所说：“音乐，是人生最大的快乐。音乐，是生活中的一股清泉，是陶冶性情的熔炉。”

(9) 通畅二便

从生物学角度说，大小便是排出废物的过程，也是保持体液稳定的过程。维持正常的生命活动需要排泄，否则将破坏内环境的稳定，导致中毒。

8 好睡眠才有好身体

睡眠是身体最好的休息方式，只有拥有良好的睡眠，人体才能得到修整，恢复活力。如果睡眠不好，会给健康带来很多负面影响，如加速器官老化、使身体长期处于疲劳等。

睡眠少是老年人的大问题。老年人身体素质下降，各器官功能衰退，免疫系统功能亦开始下降，如此，神思易动，不易静，因此不易入眠。

经常听老人说失眠，多年来，这似乎已经成为一种正常现象，使得大家都忽略了老人的需求。事实上，老人失眠并不是正常的，可能预示着某种疾病。如：脑部器质性疾病。大脑是身体协调的总司令，但随着年龄的增长，新陈代谢减慢，血液中的杂质无法尽快排出体外，血液黏稠，运动舒缓，会导致大脑血流减少，引起脑代谢失调，从而形成老人睡眠不安定、易醒的状况。

大部分人步入老年后，都伴随有高血压、冠心病等心血管类疾病，同时也会增加风湿性关节炎、痛风、全身瘙痒等疾病的患病概率，这些疾病，都会影响睡眠质量，加重老人的失眠症状。身体是一个平衡的系统，只有阴阳平衡，卫气和顺，才能保证合理的睡眠，而锻炼是提高身体抗病能力的最佳方式，通过锻炼，可以减轻疾病对睡眠的影响。

对老人来说，外界环境的变化是造成他们失眠的重要原因之一。这些外界环境包括退休后生活重点的改变、经济收入的减少、身体的衰退，甚至是退休后一时的失落，都会导致老人产生焦虑不安、抑郁等情绪，加重失眠。生活中，老人往往是早眠的，入睡时间延长了，但睡眠却不安定，容易醒，醒后不容易快速入睡，这一般是身体、心情改变的结果，每个人都有烦恼、郁闷的事情，要学会调节自己，老人要提醒自己，睡觉前抛却白天的烦恼，即使不能完全抛弃，也可以在睡前保持一颗平静的心，以便尽快进入睡眠。

还有很多老人夜晚睡眠不佳是因为总是为儿孙之事操心，家庭的变故、孙辈的成长和学习，都挂在心上，不肯放下。其实，儿孙自有儿孙福，老人的这份心虽然可以理解，但实属多余，不如把自己的身体调养好，情绪调整好，健健康康就是对儿孙最大的支持。

自我催眠的各种方法中，最忌讳在难以入睡时一心想入睡，这样往往会使人更加焦虑，因为醒与睡的交界关头，并非是意念所能及的。

老人可以用“操”、“纵”的方法来帮助自己入眠，“操”即是操纵自己的意念，但非始终强调“我一定要尽快入睡”，而是把意念集中于自己的头顶，然后默数自己的呼吸，再反观丹田，让自己的心有所思，不胡思乱想，然后可渐渐进入梦乡。“纵”是任由心思往远处、往不着边际的虚幻里想，甚至于忘却自己，这样也可以渐入朦胧睡境之中。

失眠多是由神经过于兴奋导致的，而神经的兴奋除与心态有关外，也与生理上的条件反射以及适应过程有关，因此并不是单独凭借意念就可以控制的，不妨使用“操”、“纵”两法，扩大意念影响神经的能力，使神经逐渐平复，渐渐入眠。如今，人们最熟悉的数绵羊、数星星或者冥想等方法，也是由“操”、“纵”两法发展而来的。

此外，还可以听轻柔的音乐。音乐具有放松神经、帮助冥想的作用，临睡前听一些自己喜欢的音乐，也具有一定的催眠作用。或者在睡前想想自己所希望发生的快乐的事，没有任何局限，任由思绪飘飞，可帮助入眠。但在冥想时应注意，尽量不要去回忆曾经的往事，也不要去想使人过于兴奋的事情，无论快乐的还是悲伤的，平静中带些温馨的事最好。

临睡前，用30℃～40℃的热水泡脚或饮用1杯热牛奶，也有助于睡眠。

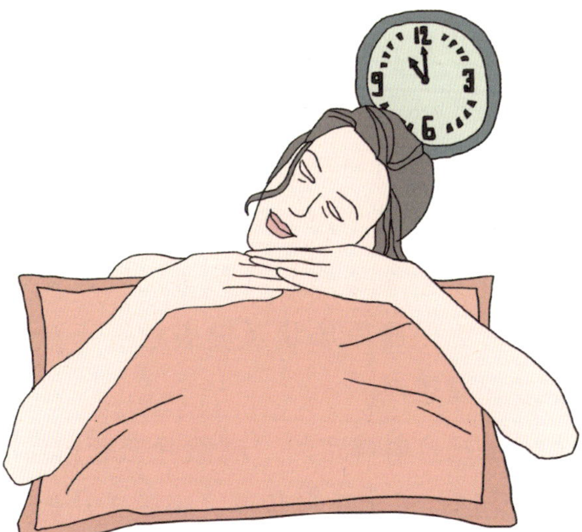

9 千万不要忽视打呼噜的问题

许多人睡觉时都会打鼾，因为当空气无法顺利地被睡眠中的人吸入和呼出时，就会出现被打断的情形。在睡眠中，喉咙或鼻子中的肌肉通常处于放松的状态，或是因为鼻息肉较肥大，导致呼吸道不顺畅，所以呼吸时就会有声音出现。

打鼾的人，胖人比瘦人多，男人比女人多，此外，如果白天过于劳累，到了晚上，紧绷的情绪不能完全放松，身体无法真正进入休息状态，也容易有打鼾的情形出现。打鼾的人较难拥有好的睡眠质量，到了第二天，前一日的疲劳没有得到舒缓，累积在身体里，容易出现头痛、精神不济等情形，到了晚上又睡不好，形成恶性循环，人就愈来愈疲惫。打鼾不仅可能会影响到他人的睡眠，同时也是睡眠质量及健康状况不良的反应，因此千万不能轻易忽视。

医学上把打鼾确定为“睡眠呼吸暂停综合征”。每停顿 10 秒以上为一次呼吸暂停，睡眠 1 小时，有 5 次以上大于 10 秒的停顿，或睡眠 7 小时中，大于 10 秒的停顿在 30 次左右，即为睡眠呼吸暂停综合征。

人的一生有1/3的时间是在睡眠中度过的，正常人睡眠时呼吸均匀，氧气摄入量满足身体各部位的需要，而每晚7小时睡眠中，睡眠呼吸暂停综合征患者有300～400秒处于无氧吸入状态，导致血氧浓度低于正常值8%～10%，长此以往，支离破碎的睡眠使氧气摄入明显减少，身体各重要部位缺血缺氧，容易诱发各种严重疾病，如果脑细胞组织持续缺氧4～6分钟，就会引起脑细胞的不可逆性死亡。

大多数人对打鼾不以为然，甚至还有人把它看成睡得香的表现。但事实上，53%的患者脑血管意外发生在夜间睡眠时，研究表明，打鼾与呼吸暂停是脑血管病的一个独立发病诱因，也是发病的主要原因之一，因为打鼾会使睡眠呼吸反复暂停，造成大脑、血液严重缺氧，形成低氧血症，从而诱发高血压、心脑病、心率失常、心肌梗死、心绞痛等。夜间呼吸暂停时间超过120秒时，容易在凌晨发生猝死。

如果晚上打鼾，且伴有以下症状，则是身体在发出危险信号，需立刻到医院就诊：

①睡眠打鼾、张口呼吸、频繁呼吸停止。

②睡眠反复憋醒、睡眠不宁、诱发癫痫。

③睡不解乏、白天困倦、嗜睡。

④睡醒后血压升高。

⑤睡眠浅、睡醒后头痛。

⑥夜间睡眠心绞痛、心律失常。

⑦夜间睡眠遗尿、夜尿增多。

⑧记忆力减退、反应迟钝、工作学习能力降低。

⑨白天似睡非睡，工作、开会、吃饭时也难以抑制的入睡。

在日常生活中，可以采取下列办法减轻打鼾症状：白天不要过度劳累，身心的过度操劳都会导致精神和肌肉的紧绷和疲惫，睡前最好先舒缓一下身心，如洗个温水澡、按摩、听听柔和的音乐等。睡前不要从事刺激的活动，不要让情绪太过激昂，因为神经会无法立刻放松，使得晚上无法安安稳稳地休息。睡前尽量不要饮酒，不要喝浓茶、咖啡，也不要服用某些药物，因为酒精、镇静剂、安眠药以及抗过敏药物都会使呼吸变得浅而慢，并使肌肉比平时更加松弛，导致咽部软组织更容易堵塞气道。养成定期锻炼的习惯，减轻体重，增强肺功能。睡觉采取侧卧位，改变习惯的仰卧位睡眠。

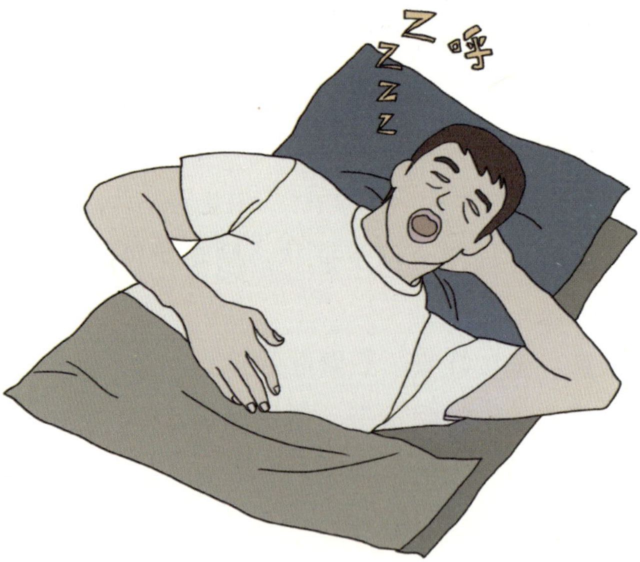

10 季节性犯困正常吗

“春困秋乏夏打盹，睡不醒的冬三月。”

困是一种疲惫、浑身酸软、大脑不清醒、昏昏沉沉的状态，犯困的时候，一个呵欠连着一个呵欠，浑身一点力气都没有，只想东倒西歪着闭上眼。神态萎靡，脸上泛着一种昏黄的气色，眼神黯淡无光，脑筋明显变得迟钝，让人非常不舒服，这就是犯困的感觉。

困有很多很多种，并不是一犯困就是病了，需要保养吃药了，还有许多因为气候引起的生理性犯困。因为每个人的生理机能不同，犯困的时间段也不同，但要是一年四季都困，就需要好好反思下到底是什么原因了。

人在春天爱犯困，是因为进入了春季，随着气温的升高，人身体的毛孔、汗腺、血管开始舒张，皮肤血液循环也旺盛起来，这样一来，供给大脑的血液就会相对减少，加上暖气温的良性刺激，会使大脑受到某种抑制，因而人们会感到困倦思睡。

还有一个原因是春天的日照时间长了，冬天养成的生物钟到了春天无法完全适应，调查显示，一般人春天比冬天早起大约1小时，睡眠不足，自然也会犯困。

夏天，在烈日下蔓延的这股呵欠显然比春秋天的小乏彪悍多了，即使有空调，仍然困意十足，这种困让人感觉到烦躁和无力，想睡睡不着，不睡还犯困，这是因为夏天日照时间长，人们对睡眠不敏感，晚睡早起，相对睡眠不足，天气一热，身体的体温升高，代谢缓慢，稍稍动脑就会有疲倦之感，而且夏天人们摄入食物较少，能量供应不上，容易打瞌睡。另外，白天气温较高，汗多，体力消耗过大，再加上正午时分烈日当空，人体血管扩张，脑部供血量减少，因而时常感到精神不振、昏昏欲睡。夏季炎热和潮湿的气候还容易损伤人的脾，造成脾虚，导致钾元素的流失，也会进一步造成身体疲劳。

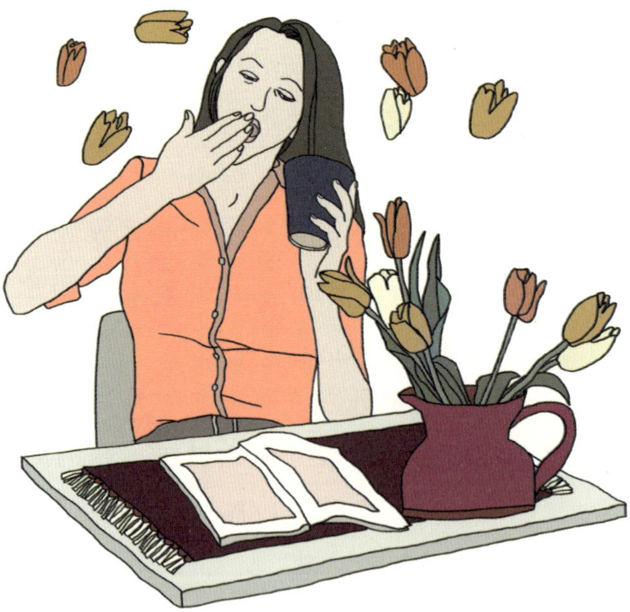

夏季最简单的“解困”秘诀是坚持晚上 11 点前睡觉，中午小憩 15 分钟。适当小憩会缓解疲劳，使大脑和身体得到休息，从而

放松身心。

秋分以后，日照时间逐日缩短，基本上是阴阳相半昼夜均的。秋季的夜间，最容易入睡，睡眠深沉而香甜，但清晨醒后仍会感到疲乏，还想继续睡下去，这就是人们所说的秋乏。秋乏是对盛夏季节人体超常消耗的补偿反应，也是肌体在秋季宜人舒适的气候环境里的恢复措施，还可以说是肌体内外环境为达到新平衡而出现的过渡现象。

冬天犯困和其他季节不同，除了困的感觉，冬天还会有头晕的感觉，因为冬天氧气稀薄，毛孔容易收缩，毒素排不出来，容易引起困倦和头晕，如果冬天犯困，就索性起得晚一些，让自己的生物钟适应天气的变化，舒舒服服地睡到上班前，此外，尽量多喝一些水，把身体里的毒素排出去，加强蛋白质的摄入。

如上所述，季节性犯困是正常的，只要正确认识、心情放松，就不会对身体造成大的影响。

11 需要警觉的犯困原因有哪些

季节性的犯困是正常的，但是如果由以下原因造成犯困和疲劳，就需要思考下自己的生活方式，对身心进行全面的调整了。这些“困”，并不是一蹴而就的，是一种叫做慢性疲劳的症候群来到了你的身边，戴安娜王妃的抑郁，就是慢性疲劳症候群引起的。所以，有如下情况的犯困时，应仔细分析自己的犯困到底来源于哪里。

（1）过度的疲劳

把自己当成一架机器，24 小时高速运转，不肯或者不能休息，是造成困倦的主因。有的人主观性厌恶工作，当产生厌恶的时候，就会有休息的意识，有的人却喜欢疯狂工作的刺激，对于这样的工作狂来说，没有困倦的意识，当慢性疲劳的症状全部找上门的时候，无论怎么休息，都休息不回来了。

（2）睡得太少或睡得太多

如果大脑得不到有效的休息，第二天就会来“索债”，即犯困，而睡得太多，每天晚上回到家就睡觉，睡 8～10 个小时，起床以后也会感觉到困倦，并且浑身乏力，影响正常的生物钟。

（3）缺水

植物缺水会“打蔫”，人体水摄入不够也会引起困倦，身体里的各个器官都要依赖水才能正常工作，如果体内缺水，新陈代谢速度减慢，血流无法供应大脑，就会造成强烈的困倦。

（4）吸烟提神

身体吸入尼古丁后，会刺激大脑发出释放肾上腺素的命令，中枢神经兴奋起来并且消耗体内的葡萄糖，这个时候人就会兴奋起来，但是这个兴奋是非常短暂的，过去以后是更深的疲倦，这也是吸烟的人会有倦容的原因。

当出现这些原因引起的困倦的时候，就要仔细考虑自己是不是慢性疲劳了，如果是，则需要及时开始调理了。

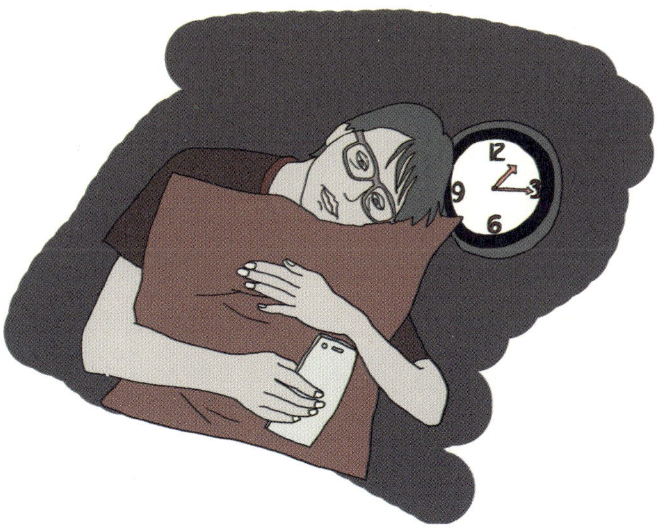

12 学学“闭目养神法”

休眠多指睡觉，睡觉能够使大脑处于休息状态，同时减少身体各部位的负荷，积蓄精力、恢复体质。气候和环境条件复杂或者劳作过重，往往会造成过度疲劳及某些器官的失调，因此生活中一定要注意劳逸结合。一般情况下，老年人每天睡 6 ~ 8 小时，就可以保证一天的正常活动。

中医认为，精气神是祛病延年的内在因素，唯有神在，才有人的一切生命活动，因此，养生要先养神。

闭目养神或打盹是老年人特有的休息方法，白天用此方法，不仅可补偿睡眠不足，还可起到清醒头脑、缓和焦虑、促进食欲、提高工作效率等效果。养神打盹是老人的正常生理需求之一，是自我积蓄精力、体力的健康之道。小睡片刻，对有打盹习惯的人是有益的，是满足正常生理需要的一种方法，就如同为手机充电一般，能够为人们提供继续学习、工作的能量。

老人很容易学会养神和打盹，但难点在于意识的自我控制。此时要心静，有如练气功，双眼微闭，酣酣欲睡，但不是熟睡，而有些像准备睡眠，在沙发、躺椅或床上都行。不过在尚未习惯于此时，也要小心，防止跌跤。养神或打盹一般半小时，短者 10 分钟左右也可，以不超过 1 小时为宜。

老人最好在白天有计划地闭目养神片刻，尤其是在中午，最好睡半小时。但老人也不可睡眠过多，睡多了会出现头昏无力、食欲缺乏、精神萎靡的现象，并容易发胖，中医所说的“久卧伤气”就是这个道理。一般讲，只要老人睡后感到疲劳消除，全身舒服，精神良好，就说明睡眠已够了。

有闭目养神习惯者，在正常睡眠时更易进入梦乡，更能睡得深沉，因为打盹者多有对睡眠的控制能力，想睡就能睡。老人学会适时地打盹或闭目养神，能更好地加强对睡眠的自我控制能力，并有助于意识行为的自控。

13 眼睛疲劳就说明大脑需要休息吗

小睡指的是3～30分钟的浅睡眠，闭目养神3分钟以上，便可以视为小睡，因为眼睛的休息和大脑的休息之间存在着一定的关系。

睡眠最主要的目的就是消除疲劳。一天的活动中积累下来的许多疲劳物质，能够在睡眠期间进行分解，同时，身体的各器官也能在睡眠期间得到休息。睡眠期间，大脑自动筛选、区分有用和无用的信息，短时间的小睡也能起到这些作用，如果每天睡眠少于5个小时，就一定要抽时间打个盹儿，效果十分明显。

眨眼是一种无意识行为，眨眼一次需要1/40秒，人每分钟大概会眨眼15次，以此保护角膜。眨眼能使泪水均匀地分布在角膜和结膜上，以保持角膜和结膜的湿润，该动作同时还可以使视网膜和眼肌得到暂时休息。

现代人几乎时时刻刻要面对各种屏幕，眼睛会因此过度疲劳而受损，注意力集中在特定画面时，眨眼的次数会减少，这会危害眼部健康，也是越来越多的现代人会患近视的症结所在。

为了保护眼睛，在面对各种屏幕时，应尽量将屏幕放在眼睛以下的位置，这样一来，眼睛不用睁得太大就能看到屏幕，眼球暴露面积相对较小，而有意识地经常眨眼，也可以保持眼球表面湿润。此外，长时间直视屏幕的人，至少每 20 分钟要合眼休息一次，避免眼睛过度疲劳。

缓解眼部疲劳最简单的方法就是闭上眼睛，闭上眼睛就意味着休息。闭眼与小睡有直接联系，人接受的各种外部刺激中，80% 以上通过眼睛接收，因此，闭上眼睛就等于关闭了接受刺激的通道。

如果眼睛觉得疲劳，就说明大脑需要休息，可以说，眼睛是反映大脑状态的外在标尺。

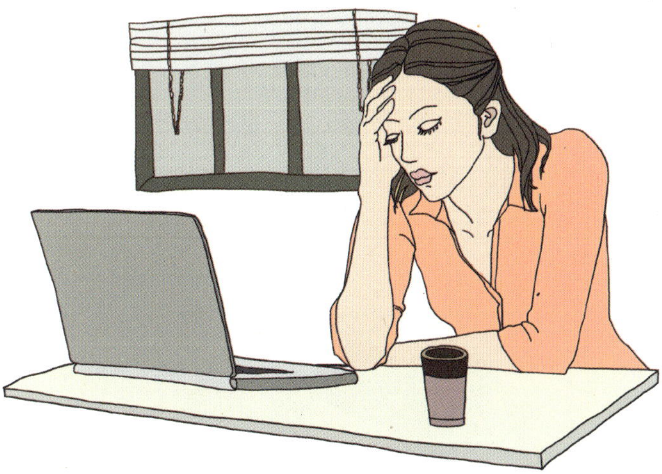

14 哪些运动有助于改善睡眠

不同时间进行体育锻炼对睡眠的影响效果不同，下午和傍晚适度进行体育锻炼，对睡眠质量的改善效果相当明显。

晚间是否适于健身要根据不同人的作息习惯而定，但是无论几点健身，睡觉前1小时就应该停止运动，以免影响睡眠，因为人体进入睡眠需要一个准备期，运动的时候交感神经比较兴奋，需要一段时间让它逐渐安静下来，以便别的交感神经进入工作状态。从健康的角度考虑，21～23点是人体进入睡眠的最佳时期，因为这个时

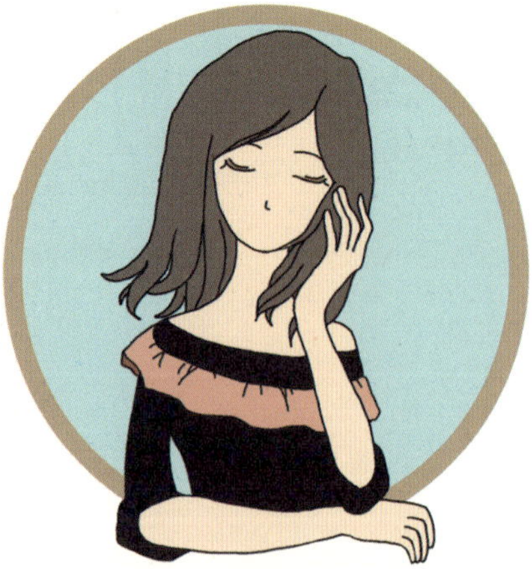

间是人体十二经脉中比较重要的经脉——三焦经调养的最佳时期，三焦经是朝百脉的经脉，人在这个时候进入睡眠，最利于身体调养生息。

注意健身时间的同时，运动强度也是影响睡眠的一个关键要素。通常的观点是，老年人晚间锻炼不宜进行强度较大的运动。人睡眠质量的好坏，与人体直肠温度有很大关系，直肠温度下降速度越快，人就越容易进入深度睡眠。研究发现，临睡前做些慢跑之类的轻微运动，可以促使体温升高，当慢跑至身体微微出汗时随即停止，让体温开始下降，当 30 ~ 40 分钟后睡觉时，人将很容易进入深度睡眠，从而提高睡眠质量。

老年人的睡前小运动，最好选择有氧运动，让自己的身心都逐渐宁静下来，过渡到有利于睡眠的状态。此外，条件允许时应尽可能在睡觉之前洗个热水澡，洗去白日的疲惫，舒筋活血，这样有助于缩短入睡时间，顺利进入睡眠，同时减少浅睡时间，在入睡后可以更快地进入深睡眠。

睡前可以做健身操。做操时，闭目，心绪宁静，舌尖轻抵上腭，肢体充分放松，1 ~7 节可采用坐姿，第 8 节采取仰卧位，每节的具体操作方式如下所述，整套操 12 ~ 18 分钟，做操作时手应紧贴皮肤，渗透力越强越好。

（1）指端按摩头部

两手的食指、中指、无名指弯曲成 45 度，用指端往返按摩头部 12 分钟。可以加强脑部供血、强健脑细胞、促进入睡。

（2）拇指搓耳

两手大拇指侧面紧贴耳下端，自上而下，由前向后，用力搓摩双耳 1 ~2 分钟。可以疏通经脉、清热安神、防治听力退化。

（3）双掌搓面

两手掌紧贴面部，用力缓缓搓面部所有部位 1 ~ 2 分钟。可以疏通面部经脉、防止皱纹产生、缓解精神疲劳。

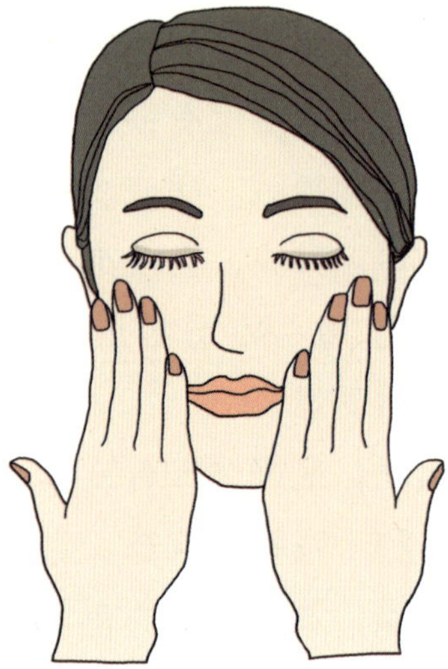

（4）双掌搓肩

两手掌用力搓摩颈肩肌群，重点在颈后脊柱两侧，持续 1 ~ 2 分钟，可缓解疲劳，预防颈肩病变。

（5）推摩胸背

两手掌自上而下用力推摩前胸、后背、后腰。可以疏通脏腑经脉。

（6）掌推双腿

两手掌心相对，分别放在左腿内外侧，从大腿根部开始，由上而下顺推下肢 1 分钟，再以此方法推摩右腿 1 分钟。

（7）交叉搓脚

右脚掌心搓摩左脚背所有部位，再用左脚掌心搓摩右脚背所有部位，然后用右脚跟搓摩左脚心，再用左脚跟搓摩右脚心，共2～3分钟。此法可消除双足疲劳，贯通阴阳经脉。

（8）叠掌摩腹

两掌重叠，紧贴腹部，先顺时针、再逆时针环摩腹部所有部位，重点在脐部及周围，共2～3分钟。可以强健脾胃，促进消化吸收。

15 睡眠“十不宜”都有哪些

睡眠为生命活动所必需，人的一生有三分之一的时间是在睡眠中度过的，它可帮助人们消除疲劳，保护大脑皮质神经细胞的正常功能，调节各种生理功能，稳定神经系统的平衡，是生命活动中重要的环节。事实证明，晚间睡眠好的，次日精力旺盛、体力充沛、思维敏捷，如果长期失眠，则会加速神经细胞的衰老和死亡。俗话说：“一夜不睡，三日不醒。”医学研究表明，每日睡眠不足4小时者，其死亡率比睡眠7~8小时者高1倍，因此，保持良好的睡眠，对于养生健身、延年益寿非常重要。

以下是不良睡眠的类型，可引以为戒。

（1）睡眠不宜仰俯

睡觉时脸不能向下，也不能直挺挺面朝上，因为趴着睡（俯卧）影响呼吸、心跳，易做噩梦，仰着睡则四肢肌肉不能放松，易疲劳，且手易搭胸，易做噩梦。应该向右侧身屈膝，所谓“睡不厌蹴，觉不厌舒。”正确的睡眠姿势应为右侧卧，身不压心脏，当然，左右变换睡姿也可以。总之，使身体血液上下流通，醒时筋肉舒展自如即可。

（2）睡前不宜忧虑

睡时一定要专心安稳思睡，不可想事。若睡前过多思考问题，甚至忧愁焦虑，则心神不得安宁，这样不但会失眠，而且对身体的损害会比白天更大。

（3）睡前不宜恼怒

只有达到“神静志和，心境安宁”的境地，才能较快进入熟睡，凡情志的变化，都会引起气血的紊乱，从而导致失眠，甚至疾病，所以，睡前非但不可恼，也应防止任何情绪的过激。

（4）睡前不宜言语

肺为五脏华盖，主出声音，凡人卧下，肺即收敛，如果此时言语，则易耗肺气，既伤气，又损津液，就好像钟罄一样，不悬挂不能发声，另外，睡前说话也会使精神兴奋、思想活跃，从而影响入睡，导致失眠。

（5）睡前不宜进食

睡前不宜饱食、饥饿或大量饮水及浓茶、咖啡等饮料。饱食即卧，则脾胃不运，食滞胸脘，化湿成痰，大伤阳气；饥饿状态入睡，则人饥肠辘辘，也难以入眠，因此，不妨睡前吃少许食物后稍休息一会儿再睡。若夜卧以后，在床上进食，则对身体更为不利。

（6）睡前不宜大量饮水

饮水损脾，水湿内停，夜尿增多，甚则伤肾。睡前更不宜饮兴奋饮料，烟酒亦忌，以免难以入睡。

（7）睡眠不宜对灯

在灯光中入睡，易心神不宁，即使入睡也不安稳，浅睡期增多，容易醒来，因此睡前必须关灯，且窗帘以冷色为佳。住房面积有限、没有专用卧室者，应将床铺设在室中幽暗角落，并以屏风或隔断将床铺与活动范围隔开。

开灯睡觉可给人一种安全感，但这会对身体造成伤害，研究证实，睡觉时开灯，会抑制人体褪黑素的分泌，使人体免疫功能降低，严重的甚至容易患癌症。

人的大脑中有个叫松果体的内分泌器官。夜间，当人体进入睡眠状态时，松果体会分泌褪黑素。褪黑素的分泌，可以抑制人体交感神经的兴奋性，使血压下降、心率减慢、心脏得以喘息，从而使肌体的免疫功能得到加强，消除疲劳，甚至还有杀灭癌细胞的效果，如果开灯睡觉，就会抑制褪黑素的分泌，致使人体免疫力降低。

（8）睡眠不宜张口

张口呼吸有很多缺点，不仅不卫生，也不雅观，而且还容易使灰尘与冷气进入，致使肺脏受冷气的刺激，对健康极为不利。有的人不仅睡卧张口，还鼾声如雷，搅得周围人都无法入睡，因此，应当练习闭口睡眠。

（9）睡眠不宜掩面

有的人喜欢蒙头而睡。蒙头睡觉既容易导致呼吸不畅，又会吸入自己呼出的大量二氧化碳，对身体健康极为有害。唐代孙思邈说“冬夜勿覆头，得长寿”，古代的“三叟歌”中有“下叟前致词，夜卧不覆首”之语，均说明蒙头睡觉对身体无益。

（10）睡眠不宜当风

人体进入睡眠状态后，对环境变化的适应能力降低，易受风邪侵袭。炎热的季节，若贪图凉意，卧处当风，或移床户外，遭受风袭，易导致腹痛便稀，或者浑身骨节、肌肉酸痛，故要避风而睡。

此外，睡眠时不宜头对火炉，易受火气蒸犯，令人头重目赤，或患痈肿疮疖，易发感冒。

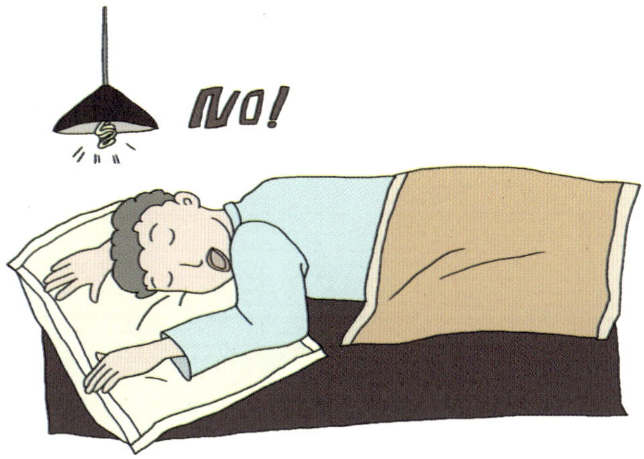